掌控大脑习惯

Takashi Tsukiyama

提升记忆力、注意力的15个用脑习惯

［日］筑山节 —— 著

高宇涵 —— 译

NEWSTAR PRESS
新星出版社

NO GA SAERU 15 NO SHUKAN: KIOKU, SHUCHU, SHIKORYOKU WO TAKAMERU
Copyright © 2006 Tsukiyama Takashi
Chinese translation rights in simplified characters arranged with NHK Publishing, Inc.
through Japan UNI Agency, Inc., Tokyo

著作版权合同登记号：01-2024-4312

图书在版编目（CIP）数据

掌控大脑习惯：提升记忆力、注意力的15个用脑习惯 /（日）筑山节著；高宇涵译.
-- 北京：新星出版社，2024.9. -- ISBN 978-7-5133-5695-4
Ⅰ.B842.3-49
中国国家版本馆CIP数据核字第2024WH0972号

掌控大脑习惯：提升记忆力、注意力的15个用脑习惯
[日] 筑山节 著；高宇涵 译

责任编辑 汪 欣
责任印制 李珊珊

出 版 人　马汝军
出版发行　新星出版社
　　　　　（北京市西城区车公庄大街丙3号楼8001　100044）
网　　址　www.newstarpress.com
法律顾问　北京市岳成律师事务所
印　　刷　北京美图印务有限公司
开　　本　910mm×1230mm　1/32
印　　张　7.25
字　　数　97千字
版　　次　2024年9月第1版　2024年9月第1次印刷
书　　号　ISBN 978-7-5133-5695-4
定　　价　59.00元

版权专有，侵权必究。如有印装错误，请与出版社联系。

总机：010-88310888　　传真：010-65270449　　销售中心：010-88310811

前言

用习惯重塑大脑

最近，各位是否曾觉得自己的大脑出现过不在状态的情况？

听到别人和自己说话时，脑子好像卡住了，无法迅速做出反应；无论听到什么或是读了什么，那些内容都没法顺畅地进到脑子里；明明是很熟悉的知识，话到嘴边却想不起来；想要思考点什么，思绪却总是很快就中断了；无法涌现好的灵感，无法持续地集中注意力……就这样浑浑噩噩地过着每一天，慢慢地，工作和生活都开始变得不太顺利了……

本书的目的，就是引导读者自主改善上述种种状态，并通过改变用脑方法，提升记忆力、注意力、思考力和行动动机。我并不打算写什么标新立异的特殊窍门，而是想基于自己在长期治疗认知功能障碍的临床经验中所掌握的大脑原理，提出一些行之有效的方法。

在现代社会中，人的脑力多会在不经意间衰退，而导致这种情况发生的，往往是一些让人难以察觉的微小之事。要想让大脑能力得到恢复，重要的并不是在心血来潮时才去锻炼大脑（当然，锻炼大脑本身是一件好事），而是在日常生活中做好这些小事，也就是在了解大脑原理的基础上，养成良好的用脑习惯。

简而言之，养成良好的用脑习惯大脑和种树有些相似。如果环境和种植的方式不好，即便是一棵原本能长得枝繁叶茂的树，叶子也会慢慢脱落。就大脑而言，这就相当于功能衰退，让人无法顺利地使用它。此时，即便有什么特殊的方法能让它暂时恢复到以前的状态，也无法持久。因为如果环境和种植方式得不到改善，随着时间的流逝，它终究还是会枯萎的。

最重要的还是"治本",也就是要消除导致其枯萎的原因。要想改善大脑功能衰退,改变生活上的一些习惯是必要的。话虽如此,但也没有必要改变一切,只要培养一些有效的习惯就够了。这些习惯对大脑产生的效果可能不会立竿见影,但其影响将持续一生。通过习惯让大脑功能逐渐改善,最终可以让大脑在学习、工作中重新变得高效、有活力。本书的目的,就是为实现"这种改变"提供方向性的指导。

既然是指导,那就必须得通俗易懂,否则人难以自发地按照指导去行动。另外,不能给工作和生活带来负担也是很重要的一点。因此,本书建议的习惯,基本上满足以下两个条件(这也是我在门诊给患者提供指导时默认的前提)。

- 在时间上和经济上都不会造成负担。
- 不仅对大脑有积极影响,还会让人生更加丰富多彩。

所谓人生更加丰富多彩,包括了工作上的进步、更多的见识、更好的人际关系,等等。虽然听起来可能让人觉得有些不现实，但大脑在使用方法上其实是有窍门的。很多人正是因为没有了解大脑的原理，所以屡屡在学习和工作中遇到问题，或是不能很好地表达自己的想法。通过有意识地改变这一点，人生就可能会迎来重大转机。

另外，参与类型丰富的活动，并与在这个过程中遇到的各种人交流，对于大脑功能的均衡发展也很重要。也就是说，让人生变得丰富多彩，其结果也会使大脑功能朝着良好的方向变化。但是，为了实现这一点，首先需要提升大脑的基本能力。本书提出的用脑习惯，也正是从这两个角度来思考的。

大家并非要全部掌握本书提出的15个习惯，如果认为"该习惯与我无关"，可直接跳过。但是，如果各位能按顺序阅读的话，那么将对大脑的原理有更深刻的理解。而且，对于自己已经养成的某种习惯，从大脑原理的层面上寻得这些行为的依据，也是一件很有价值的事情。

请容我在这里对本书做一个概述。本书由以下几个部分构成。

习惯1~习惯3　这些习惯可以稳定大脑活动,提高注意力和大脑的信息处理速度。特别是难以集中精神、工作和学习时容易犯拖延症的人,请仔细阅读这部分。另外,这部分内容还讲述了睡眠的意义。

习惯4~习惯6　这些习惯可以锻炼大脑中负责思考的功能区——额叶,并打造能让额叶易于发挥功能的环境。特别是行动力和自制力越来越差的人,请仔细阅读这部分,或许能从中得到有效的提示。

习惯7~习惯8　这些习惯可以提高大脑的信息输入能力和记忆力。特别是和别人说话时反应迟钝的人,或者经常被别人指出容易忘事的人,请仔细阅读这部分,可能会有所发现。

习惯9~习惯10　这些习惯可以提高大脑的信息输出能力,也就是沟通能力。在较长的语言表达上有困难的人,或者经常觉得不能很好地向他人表达自己想说的话的人,请重点参考这部分。

习惯11~习惯12　这些习惯有利于维持大脑这一器

官的健康。特别是长期放纵、不注重保养身体的人，或者没有机会接受脑影像学检查的人，请仔细阅读这部分。

习惯 13～习惯 15 这部分比较偏实用性。习惯 13 介绍了管理大脑的方法，习惯 14 介绍了如何让大脑更容易产生创造性思维，习惯 15 则介绍了哪些生活方式更容易提高大脑的行动动机（干劲）。

人所处的情况各不相同，即便我提出了十分具体的习惯，恐怕大家也难以完全按照我的指导去行动。因此，在本书中，15 个习惯只是大方向，在这种大方向之下，我又提出了一些具体的习惯。在此基础上，大家可以进一步地整理它们，思考真正适合自己的习惯去培养。重要的是，要真正理解这些内容，然后在自己的意志下长期坚持下去。

我衷心地希望本书能够帮助尽可能多的人改善大脑功能。

目　录

第 1 章　习惯 1：打造生活节律的原点　1

生活节律与大脑　2
失去生活节律是通往认知功能障碍的入口　6
如何让懒惰的大脑动起来　7
大脑也需要热身　8
运动系统与大脑功能　9
血液循环与大脑的活跃度　11
我是如何度过早晨的　12
通过"打招呼，说几句话"唤醒大脑　14
为什么朗读对大脑有益　15
用手工活动刺激大脑　16

第 2 章　习惯 2：在有限时间内集中精神　19

提高大脑的基本转速　20
意识到时间和工作量之间的关系　21
工作速度很快的人是如何用脑的　23
每天营造几次"考试状态"　25
认真的人容易陷入的坏习惯　26
工作出色的人同样重视工作之余　28
周围其他人对大脑的影响　30
"时间限制"让大脑的判断更高效　31

第 3 章 习惯 3：睡眠的意义　35

睡眠期间的大脑活动　36
大脑在早上更容易出现灵感　37
利用大脑机制的"睡前记忆法"　38
睡眠至少要 6 个小时　40
有助于改善睡眠的习惯　41
对照自己的生活，看看它是否处理想状态　44
用睡眠进行深度思考　45
意识到理想的生活节律　46

第 4 章 习惯 4：提高大脑的持续力　49

额叶是大脑的指挥官　50
明明能做到却不去做的人　51
现代社会让大脑缺乏韧性　53
处理琐事的价值　54
忍受"麻烦"的能力　55
关键词是"选择""判断"和"系统化"　58
做家务是理想的大脑锻炼　59
家庭内部的分工合作　61
提升大脑锻炼效果的小技巧　63

第 5 章 习惯 5：提高解决问题的能力　65

制定驱动自己的"规则"　66
制定每日行动计划表　68
写出解决问题的过程　70
大脑无法同时处理 7 个以上的信息要素　71
用书写提高额叶的能力　72

"导航型社会"的生存之道　74

第6章　习惯6：整理思维　77

头脑灵活但健忘的人　78
整理思维与整理物品　80
越是有本事的人，越容易忽视整理　82
用整理桌面引导大脑整理思维　85

第7章　习惯7：提高大脑的注意力　89

被屏幕困住的大脑　90
让大脑变迟钝的因素　91
活动眼睛，大脑才会处理、预测各种感觉信息　93
视觉注意力的重要性　94
视觉注意力转换变慢导致的问题　97
使用眼睛的聚焦功能　99
使用收音机进行大脑锻炼　100

第8章　习惯8：提高记忆力　103

确认大脑"输入→信息处理→输出"的过程　104
以传达给他人为前提来获取信息　106
将信息保存在大脑中　108
解读信息，捕捉其中的印象　109
为什么要写报告　111
一边看电视节目，一边记笔记　113
认真写博客　114

第 9 章 习惯 9：提高语言表达能力　117

　　通过提问来引导语言表达　118
　　交谈中的积极反馈利于构建神经元网络　121
　　用书写训练大脑的语言表达能力　123
　　用大脑中的画面进行语言表达　124
　　利用照片来锻炼语言表达的技巧　127

第 10 章 习惯 10：丰富语言表达　131

　　你能扩充自己的表达吗？　132
　　"较长的语言表达"实践　133
　　语言表达中的换位思考　134
　　尝试换位思考　136
　　尽量不用专业术语　137
　　爱用比喻的人很难出现认知功能障碍　138

第 11 章 习惯 11：吃出健康大脑　143

　　生活习惯病与大脑　144
　　高血压会降低大脑功能　145
　　重要的是先让身体活动起来　146
　　吃不胖的小窍门　148

第 12 章 习惯 12：大脑健康检查　151

　　利用 MR 诊断大脑的剖面图　152
　　大脑功能可以体现在形态上　153
　　脑血管是否有问题　155

结合 PET 检查，提高精度　157

第 13 章　习惯 13：大脑的自我管理　159

失败是大脑发出的警示　160
从小失败开始分析　162
失败往往会发生在同一时间段　164
记录来自他人的提醒　165

第 14 章　习惯 14：提高创造力　167

创造力是大脑的综合能力　168
这个创意对谁有用　170
随时随地发现线索　171
百思难不解，下笔易得意　173
扩大社交范围、活动多元化　174
用睡觉提炼思考　176

第 15 章　习惯 15：提升动机　179

动机是"油门"，也是"刹车"　180
认同并赞扬微小的成长　182
提升家人或下属的行动动机　184
缺乏社会性的人　185
经常抱怨的人容易陷入的恶性循环　187
善于赞扬的人拥有较强的观察力　189
善意评价会传递　190
"勇于展示不完美"与行动动机　191
参加摄影兴趣班的效果　192
相遇会激活大脑　195

第 16 章 特别篇：脑功能障碍的精密检查　197

　　隐藏在正常行为之下的脑功能障碍　198
　　一起来尝试脑功能检查吧　199
　　可以使用的词汇有多少　203
　　检查大脑对行为的抑制力　206
　　检查大脑在社会性行为上的控制力　208

后记　停滞的大脑、行动的大脑　211

第1章

习惯1：打造生活节律的原点

在早上快速激活大脑的方法
充分利用手脚与嘴巴刺激大脑

生活节律与大脑

维持大脑的功能,最基本的是"让大脑处于一种随时应对变化的状态"。如果人每天都待在相同的房间里、过着相同的生活、只能见到有限的几个人,那么长期如此,大脑的各种功能就很容易出现问题。

但是,在为大脑营造"有变化"的环境之前,有一个因素是尽可能不要改变的,那就是生活的节律。

早上在较为固定的时间起床,沐浴在晨光下,将工作的高峰期安排在大脑最活跃的时间段内,然后在晚上尽量早点睡觉——如果能稳定这样的生活节律,那么大脑的活动状态(大脑皮层功能区的活动情况)也能稳定下来。这对每个人来说,都是重要的事情。

例如,我在门诊经常会遇到这样的患者。

"最近,我的脑子特别不灵光……"

"特别是在什么时候有这种感觉呢?"

"和别人说话的时候经常会这么觉得。"

"能描述一下当时的状态吗？"

"大脑突然就一片空白，有时候甚至一句话都说不出来。"

"现在说得还是挺顺畅的，对吧？"

"嗯，也有感觉比较好的时候。"

就像这样，患者能够自己意识到状态有好有坏，而且如果由我来引导对话，他们也能很顺利地交谈。就这类患者而言，在通常情况下，他们的大脑功能并没有真正降低，只是大脑的活动状态不稳定而已。

大脑的额叶是负责思考的功能区，在额叶不活跃时去进行复杂的谈话，对话自然难以顺利推进下去。这时就会出现"感觉话到嘴边说不出来"的情况。但与此同时，大脑的情绪系统仍然在工作，并意识到自己正处于一个不妙的状态，进而感到不安。另外，大脑还有抑制情绪系统活动的功能，所以此时分配给思考的能量会越来越少，最终就出现了完全无法思考的空白时间。在这段时间内，大脑也无法顺利地处理对方所说的话。

出于某些原因辞职的人，在度过了半年自由自在的生活后重新找工作时，经常会在面试现场惊讶地发现自己的大脑好像很容易"短路"。他们很清楚自己不是一开始就这样，知道自己的大脑在以前要机敏得多，所以才惊讶于这种反差。

对于这样的患者，我问他们："对了，早上你一般几点起床？"他们回答的起床时间多是不稳定的，例如"这要取决于当天的情况，但上午应该能起……"。

当然，我绝不会从一开始就断言这是原因所在。但是，经过对患者进行多方面的诊察，包括影像学检查、脑功能检查，以及关于其他生活习惯的询问，并充分考虑情绪障碍的可能性后，我认为在多数情况下，这类问题最主要的原因确实在于"生活节律的不稳定"。

对于这种情况，改善大脑功能的第一步是"打造生活的原点"。

大脑并不是机器，不会 24 小时都发挥同样的性能。

作为生物活体，大脑有活跃的高潮期，也有不活跃的低潮期，并且会重复这样的周期。因此，请大家尽可能地将大脑的活动节律与自己的生活节律相匹配。不知大家是否听过"时差综合征"，那就是大脑的活动节律与人的生活节律错位导致的。也就是说，大脑想休息时人却想要工作，结果人便无法思考；而大脑活跃时人却想要休息，结果人也陷入了睡不着的状态。如果生活的节律不稳定，那么即便没有时差影响，也会发生与"时差综合征"相同的情况。解决这一问题的唯一方法，就是打造生活节律的原点。如果决定在早上 7 点起床，那么就要尽量每天都在早上 7 点起床。在实际治疗中，有很多看似出现认知功能障碍的人，仅仅是做到这一点，其症状就得到了好转。

失去生活节律是通往认知功能障碍的入口

虽然时差综合征这类状态所导致的大脑功能不稳定只是暂时现象，但如果大脑不活跃的时间变长，必然会使大脑处理信息的机会减少，而这终将导致大脑功能下降，进而无法顺利与他人交谈或进行深度思考。

当大脑无法顺利处理某件事时，它会下意识地避免去做这件事。这样一来，大脑得到锻炼的机会就会越来越少，从而进一步导致功能下降……一旦陷入这样的恶性循环，大脑就会从最开始的时差综合征演变成真正难以治愈的认知功能障碍。

因为是很重要的事，所以我的语气可能有些强硬，但"失去生活节律是通往认知功能障碍的入口"这句话，绝非夸大其词。

如何让懒惰的大脑动起来

在我的门诊中，对于那些生活方式长期不稳定的患者，我会出于"教育"的目的，让他们每周来医院几次，而且要一早就来。因为如果只是要求他们在几点起床，大多数时候他们是不会执行的。

公司也好、学校也罢，人必须要有一个由他人驱使着行动的环境。如果置身于一个绝对自由、毫无约束的环境中，那么人多会在不知不觉中遵循大脑更原始的功能，即在情绪系统的驱动下去行动。其结果，就是失去生活节律，逃避复杂事项，只追求情绪系统的快感。大脑其实非常"懒惰"，它的机制本身就是只追求轻松自在。

关于这一点，大家不要觉得"我有这个意识就够了"，然后依旧得过且过。"懒惰"是大脑的本性，作为医学专家，我对此深信不疑。特别是既不上班、也不上学的人，在打造生活的原点之前，最好能养成定时去某个地方的习惯。

大脑也需要热身

打造生活的原点之后,接下来的一个重要事项就是大脑的热身。

早上在某个时间起床,沐浴一下清晨的阳光,多多少少能让大脑切换到活动模式(人类也是生物,阳光是其调节自身生物钟的关键要素之一)。但是,仅仅这样做,还不足以充分唤醒大脑。可能有人听过这样的说法:大脑需要 2 个小时才能活跃起来并积极工作,所以人在考试前至少要提前 2 个小时起床。但是,如果在起床后的 2 个小时里,你的状态和睡觉时没什么两样,那么在 2 个小时以后,你的大脑并不会顺利地清醒。因为大脑和身体一样,也需要做一些热身训练。

在做体育运动的热身训练时,可能很少有人一上来就练习射门、投篮或者复杂的传球配合。大脑也一样,尽可能地从一些粗略的事情开始热身比较好。虽然简单的计算、抄写报纸专栏是不错的选择，但是有意识地活动手脚和嘴巴会更加有效果。

运动系统与大脑功能

活动手脚和嘴巴，简单来说，就是用大脑的"运动系统"来刺激大脑。

有的读者可能会想：既然想要激活的是思考系统，为什么还要使用运动系统呢？请仔细思考我接下来所讲的内容，这样一来，你就会更容易理解其中的原因。

这个问题的背后，隐藏着现代人对大脑的最大误解。其实，思考系统并不是人类大脑中的全部功能。想一想人类的生物进化过程，以及婴儿逐渐获得高级思考能力的过程，就会发现大脑功能中的情绪系统、运动系统等是先于思考系统的。

在双脚能够稳固行走、手能够自由操控、嘴巴能够说话后，人才发展出了高级思考能力。让大脑的初级功能充分运转，实际上是激活大脑思考系统的有效手段。

如果你在上班的日子里总是急急忙忙地起床，步行不到 10 分钟就能坐上去公司的车，到了公司以后就一直对着电脑工作，那么请试着早一点起床，从以下事情中选两件来做。届时，你将体会到自己的大脑有着前所未有的活跃，特别是在上午时段。

- 散步等轻度运动
- 收拾房间
- 做饭
- 园艺
- 打招呼，说几句话
- 朗读（最好能 10 分钟以上）

血液循环与大脑的活跃度

运动系统的活动除了为大脑带来信息处理的刺激外，也会通过改善血液循环去激活大脑，让大脑负责思考功能的区域活跃起来。

负责手脚和嘴巴活动的运动系统，位于大脑皮层的中央处。充分活动这个大脑区域，可以改善流向该区域的血流状况。特别是活动脚部的功能，它是由靠近大脑皮层顶部的功能区执行的。因此，人在行走时，更多的血液就会被输送到大脑的高处，从而提升大脑整体的活跃程度。[1] 散步是一种以脚为核心的全身性的运动，它能使血液更轻松地循环到整个大脑。人在散步之后会觉得大脑工作起来更轻松，原因就在于此。

---

[1] 人在行走时，大脑还会产生脑电波（由大脑皮层神经元的集群电活动产生）θ波，而θ波与记忆、思考等能力的提升存在关联。（本书注释均为编者注）

我是如何度过早晨的

我以自己的生活习惯为例来说明如何为大脑热身。我每天早上五点半起床，八点半到达医院开始工作，中间这3个小时就是我大脑的热身时间。

起床之后，我会先打开窗户，让阳光照进来，然后换好衣服，上楼去把孩子们叫醒。在这个过程中，我会开口说话。

接下来，就是收拾房间了。我会迅速判断情况，然后把自己在意的地方整理妥当。这项活动不仅是一种手部运动，而且还能简单地用到额叶所支配的选择和判断功能，非常适合作为大脑的热身运动。

收拾好房间以后，我就会带着狗去散步。我散步的时间基本为1个小时，这样可以通过改善血液循环来让大脑活跃起来。散步时，经常有擦肩而过的人对我说："这个时间，总能在这里看到医生您呢！"对早上的大脑热身来说，这种"不变"其实是没有问题的。相比让大脑随时应对变化，这种从基础事项出发，踏踏实实地采取行动也是有意义的。

不过话虽如此，我偶尔也会改变散步的路线。其实，大脑从我一出家门就会开始变得更活跃了，因为它要广泛收集周边环境的信息以确保自身安全，这是大脑在进化中留存下来的生存策略。但是，如果我选择了与以往不同的路线，那么大脑会更多地使用思考系统，也会更频繁地收集和处理视觉信息。之前，我没有单独提起活动眼睛的事，因为它已经自动包含在活动手脚中了，但是要想更快地激活大脑功能，活动眼睛所带来的视觉信息也非常重要。

通过"打招呼,说几句话"唤醒大脑

和家人吃过早饭后,我就会去自己工作的第三北品川医院或北品川诊所。到达医院后,医护人员和行政人员会和我打招呼。

"早上好啊,医生。"

最近,人们似乎已经忘记了打招呼的重要性,但是在早上发出声音说些什么,对于大脑来说是十分有益的。就我个人而言,这时候我还会多说几句话。

"早上好。昨天你说的那个问题,怎么样了?"

"昨天皇家马德里的那场比赛,贝克汉姆太厉害了。"

……

这样一来,我不仅活动了嘴巴,还把使用额叶简单地组织语言、使用耳朵获取信息这些活动也加进早上的大脑热身中了。

到了8点半,我就开始工作了。这时,我的大脑已经处于一种可以充分使用的状态了。从8点半到上午11点半，是我大脑的思考系统最为活跃的时间段，因此我会尽量在这3个小时里完成当天的重要工作。

为什么朗读对大脑有益

人们现在常说朗读对大脑有益，其实不仅是因为它能同时活动眼睛和嘴巴，还因为它包含了大脑连续处理信息的过程，即"输入→信息处理→输出"。只用眼睛盯着字面看，有时是不能理解其含义的，但朗读就不同了——要想流畅地朗读，人就必须对内容有一定的理解。然后，大脑还要切切实实地处理信息，并在同一时间进行输出，也就是发出声音。

如果在早上就训练这个处理过程，使各要素之间的连接变得顺畅，那么就会对我们迅速地理解视觉和听觉信息，流利地表达自己的想法，乃至将自己的所思所感写成文章都产生积极的影响。用体育运动来比喻的话，这就像是练习简单的传球配合一样。

特别是当我们身处很少说话的环境时，请一定要养成朗读的习惯。不仅仅是读，而是带着让别人听到的目的去读，那就更好了。

用手工活动刺激大脑

做饭和园艺也是早上有效的大脑热身训练。其原因之一与收拾房间相同，它们不仅能充分活动到手部，还能使用额叶进行选择和判断。而且，这两者都是会用到大脑思考系统的创造性活动。说起来，手工活动本就能对大脑形成良好的刺激，这可不仅局限于早上。

另外，能够亲密接触大自然的园艺活动还具有治疗的效果。当情绪系统被治愈后，大脑就不用分配额叶的能量去抑制那些失控和烦躁了，所以我们能够更轻松愉快地使用思考系统。

早上起床的时间和具体的热身内容可以因人而异。这里虽然举了我自己的例子，但是有的人可能要花更多的时间去热身才足以激活大脑，也有的人可能早上做完这些活动后就疲惫不堪了。因此，请大家自行尝试不同的事情，找到最适合自己的度过早晨的方法。

不过，希望大家能记住以下 3 个原则。

- 稳定大脑活动，重要的是稳定生活节律。
- 稳定生活节律，要打造生活原点，早上按时起床。
- 大脑需要热身，要有意识地活动我们的手脚和嘴巴。

这些原则比任何大脑锻炼都重要得多，但它们又被很多现代人所忽视。其实，有很多人仅仅是改善了这些习惯，就能感受到自己的大脑在以前所未有的好状态工作了。

第 2 章

习惯 2：在有限时间内集中精神

在生活中要经常保持"考试状态"

提高大脑的基本转速

大脑各个功能区相互配合协作的能力，可以称为大脑的"基本转速"。例如，解决某个问题时，能高度集中注意力，进行快速且准确的判断的能力，以及能快速将大脑中储存的记忆与思考关联，随机应变的能力。大家可以将其简单理解为头脑的灵活性。

大脑的基本转速，并不是我们想要提高，就随时都能提高的。

首先，大脑要得到充分的热身。在"习惯1"的解说中，我说过在早上大致活动一下大脑的基础功能很重要。除此之外，在午休等休息时间结束后，做同样的事情也是有效果的。

当我们吃完饭后，血液很容易集中在胃部周围，所以大脑的功能无论如何都会受到影响。因此，即便我们很想去学习、工作或处理其他难题，往往也无法集中注意力，只能白白浪费时间。这时，只要稍微散个步，这种状态就会有所改善。所谓消食，其实也是为了促进血液在大脑中的循环。除了散步以外，收拾桌子或开个简单的会议也是不错的选择。

意识到时间和工作量之间的关系

另外，还有更为重要的一点：要想提高大脑的基本转速，需要设定"时间限制"。大脑整体上把握要做的事情和时间后，会更容易集中精力，并活跃起来。[1] 想必大家都知道"距离÷时间＝速度"的公式，这里的距离就相当于工作量或问题量。如果不给自己一个在什么时间内做完多少工作或解决多少问题的限制，那么相当于速度的大脑基本转速就不会提高。

---

[1] 有研究认为，大脑对时间的整体把握，与自我控制、预期想象、情绪调节密切相关，从而影响认知、情绪、动机与行为，但其具体的神经机制目前尚不清楚。

但是这个问题并不能反过来思考。也就是说，如果基本转速已经是一定的了，那么即便我们花大量的时间，也不一定会得到很远的距离（完成大量的工作）。

大家可以回想一下自己参加重要考试时的情况。比如有些考试的规定时长是 90 分钟，正因为有了这 90 分钟的限制，所以我们才能在这个时间段内答出相应多的问题。如果没有这个时间限制，那你还能以同样的速度答题吗？恐怕不能吧。在这个过程中，我们可能会屡屡感到腻烦，如果原本就对考试内容不擅长，说不定还得花上一整天来答题。

在医学领域中也经常发生这样的事。我在四十多岁之前，也作为脑神经外科医生给患者做过手术。后来回看手术记录时，我都觉得有点不可思议——那时候的自己居然在很短的时间内就做出了大量的判断和操作。如果问我在放松状态下能不能完成同样多的工作，答案是绝对不行，花上一整天可能也做不完。

工作速度很快的人是如何用脑的

接下来重要的是，一旦提高了大脑的基本转速，这种状态就会持续一段时间。想必大家都有这样的经历：做完那些必须在短时间内集中注意力的工作之后，再做其他工作时也能精力充沛，顺利完成。可以说，在基本转速下降之前，我们如果不做点什么或者和别人说说话，应该是无法平静下来的。

为了高效地完成工作，我们不妨利用一下这个性质，效果会很不错。

也就是说，我们首先要给大脑做一些热身运动，使其处于能够轻松提高基本转速的状态。然后，在规定的时间内工作，不断集中注意力、提高大脑运转的速度。这个规定的时间，最多应该限制在2个小时以内。超过这个时间的话，我们就很难意识到时间和工作量之间的关系了，也就不会产生紧张感了。

这种有时间限制、类似"处于考试中"的状态结束后，不要马上休息，而是把基本转速很快的这个状态充分利用起来。例如，我们可以检查之前完成的工作并加以改进，也可以利用这段时间来处理一些杂务。

因为是在没有时间限制的情况下做这些事，所以大脑的基本转速会逐渐下降，大脑也会感到疲劳，需要休息片刻。在大脑得到了休息后，我们就再次重复"热身→考试状态→努力工作直到基本转速下降……"这一过程。

工作效率高的人一定都有着这样的工作节奏，要么是自己摸索出来的，要么是公司或领导通过管理制度使他们拥有的。

每天营造几次"考试状态"

相反,工作效率低下的人,可能还会从他们的生活中消除我刚才提到的"考试状态"。打个比方,面对一个"90分钟的考试",这些人会一边说"只要慢慢做,我就能做完",一边把事情拿回家,准备花上一天的时间来完成。但是,因为大脑的基本转速并没有上升,所以尽管付出了额外多的时间,但他们并没有完成更多的工作。等到深夜才完成这次"考试"时,他们又开始考虑"明天的考试早上9点就开始,这太辛苦了,从下午开始应该也没问题吧……"。

越是自律和努力的人,越容易认为一天24小时都是工作时间,但是考虑到大脑的性质,这绝不是一种高效的工作方式。即使再努力地工作,如果不把思维转向"一天营造几次考试状态",那么无论到什么时候,我们都不能更好地使用大脑。

认真的人容易陷入的坏习惯

前几天,我在门诊遇到了一位这样的患者。

"我的注意力很难集中,导致无法完成工作。"

这位患者从事会计审计的工作,本身非常优秀。因为影像学和脑功能检查都没有发现什么异常,所以我询问了他一些生活方面的问题。

"你觉得工作很无聊吗,或者有什么其他的事情让你很惦记吗?"

要想让大脑活跃起来,"干劲"(行动动机)也非常重要。就大脑区域而言,干劲的问题由大脑的边缘系统(主要是扣带回)负责。如果该区域发生损伤,人的"意志性 / 主动性"的行动能力就会全面降低。另外,如果有其他担心的事情,那么人也很难将注意力集中在眼前的工作上。但是,根据这位患者的回答,这些似乎都没有什么问题。

"现在这份工作很适合我,我觉得自己在这个领域挺有天赋的,最近还通过评估晋升到了管理层,所以并不觉得工作无聊,也没什么可惦记的事情……我关心的只有工作,脑子里都是工作的事情。"

"那么,5点下班之后你一般都做些什么呢?"

"最近一直在工作,都没有按时下过班……"

"能和孩子说上话吗?"

"说不上,即使早回家了也一直在工作,直到睡觉。"

"在家工作的话,进展顺利吗?"

"也称不上顺利,但是不工作的话,我就无法安心。"

"这么说你睡觉的时间也很晚吧?"

"是的,大部分时候是凌晨一两点上床。"

"真是辛苦啊,那你几点起床呢?"

"我是想尽量在8点前起床的,但是……"

工作出色的人同样重视工作之余

虽然实际上我并非仅凭这几句对话就下了论断，但我认为这位患者的主要问题在于他把回家工作视为理所当然，并消除了时间上的限制。因为一开始就抱着"抽出一天的个人时间也没什么"的想法去工作，所以无论身在何处，大脑的基本转速都不会提高。当基本转速下降时，人的注意力就容易分散，总去想些不必要的事情。因此，虽然花了不少时间，但工作却没什么进展，休息和转换心情的时间反而更长。不知不觉中，好几个小时就这样过去了……

这类人容易出现的另一种倾向，就是在长时间的工作中寻求安全感。这样一来，他们会一整天都陷入工作拖沓的状态，难以脱身，从而导致睡觉的时间也变得很晚。因为生活的节律被打乱了，所以大脑越来越无法顺利工作。当他们察觉到这种恶性循环的状态时，首先要做的，便是找回时间上的限制。

因此，对于这位患者，我给出了以下的建议。

"据我所知，大多数工作出色的人不仅重视工作，也很重视家庭和娱乐。你觉得这是为什么呢？"

"因为做这些事情时，可以充分地使用大脑？"

"当然，有这个因素在。但更重要的是，这样就有明确的时间限制了。'5 点必须要下班回家和孩子们一起吃饭''周末必须要和朋友们一起出去玩'——一旦有了这些想法，那么无论如何你都会努力在下班之前完成工作。这样一来，从后往前倒推的话，你就有了一张明确的时间表，比如上午一定要完成多少工作，以及下午 3 点前一定要完成多少工作……这张时间表是非常重要的。"

"你是说，压缩时间来工作的话，我就能更集中了？"

"也可以这样理解。注意力和头脑的灵活性不是你想让它们提高，它们就能提高的。大脑无法向自己发出这样的命令。你能做的，就是清楚地认识到时间和工作量之间的关系。因此，首先请养成习惯，确定好自己要工作到什么时间,然后时间一到,就干脆地放下工作。回家和孩子们在一起也很重要,不是吗?"

当然,有时也会出现无论如何都无法按时完成工作,不得不加班或把工作带回家的情况。但是,绝对不能把它视为理所当然。从一开始就意识到时间限制,与没有意识到时间限制是有很大区别的。特别是,如果领导抱着"多花点时间就能做完"的想法来工作,那么下属也将无法离开公司。整体效率低下的公司或部门,似乎都有这样的坏习惯。

周围其他人对大脑的影响

另外,为了提高大脑的基本转速,与他人竞争也很重要。如果有人比较抵触"竞争"这个说法,那么也可以这样想:"那个家伙都在努力了,我也得再加把劲儿。"大脑的基本转速可能是一个相对的概念,即便我们认为自己已经到达极限了，但如果周围的人转得比我们快，那我们就还能更上一层楼。正如体育运动中的赛跑，当我们自己一个人跑时，是不会取得好成绩的，只有存在竞争对手时，我们的成绩才能更进一步。工作也是如此，只是一个人闷头做，效率很难提高。在努力的同时，意识到他人的存在也很重要。

虽然每个人的工作内容不同，不能一概而论，但是如果能采取一种与他人联动的工作方式也是不错的。比如早上和周围的人在同一时间开始工作，到了中午11点互通一下各自的工作进度，或者在下午4点时向领导展示一下今天的工作成果，等等。

"时间限制"让大脑的判断更高效

虽然这部分内容稍微偏离了大脑基本转速的话题，不过我还是想要提一下：设定时间上的限制之所以能有效果，还因为它可以让大脑更容易判断事情的重要程度。

在学习、工作中，如果想得太多、太远，那么就会发现无穷无尽的问题。

比方说，我经常要在讲座或研讨会上发表一些关于大脑的演讲。这种时候，如果主办方要求我讲1个小时左右，我会觉得非常轻松，完全没有问题。关于大脑的话题，如果详细展开的话，那肯定是没完没了的。我是该从突触开始讲，还是从血清素开始讲，或是从用脑方式开始讲呢？要想面面俱到，演讲的范围必然会无休止地扩大，变得一发不可收拾。没有时间限制的话，我就很容易陷入这种困扰。

相反，如果把时间限制在1个小时，那我就能像"至少得把这个话题和那个话题讲了""如果时间有剩余，再讲这个话题吧"这样，迅速地组织好演讲稿的结构。在此基础上，如果让我知道演讲的对象，那演讲的内容就更明确了，因为我自然而然就会做出某些决定，比如"今天来听讲座的大部分是女性，所以我就从这个话题切入吧"，或者"听众中好像还有很多年轻人,那这个话题之后我再举一个这样的例子",等等。

工作与其也有相似之处。如果工作的时限是一整天,那么我们多会不知道该从哪里入手,但如果时限被压缩到只有90分钟,那么大脑就会开始做判断"至少得做这件事和那件事""和这件事相比,那件事更重要",等等。而我认为,在大多数情况下,所谓必要的工作,正是这种在严格的时限下组织出来的事情。

当时间有限时,人们总觉得"要是有更多的时间,我就能更好地完成工作",可一旦不限制时间,工作的统筹安排反而变得更难了,因为可选项也随之增多了。更何况,人还要在大脑基本转速并未上升的情况下考虑那些问题。其结果,就是非但没能提高工作效率,反而还让工作如同一场冗长又缺乏重点的演讲,十分枯燥乏味。

最糟糕的一种工作心态,就是"慢慢做,问题最终会解决的,等问题解决了工作就结束了"。抱着这种心态工作时,不仅大脑的基本转速没有提高,可选项也会无限增多。那些每天都念叨自己忙得不行，一干就是一整天，效率却始终不见提高的人，可能正是陷入了这种坏习惯中。

下面，我来总结一下本章所提倡的习惯的 3 个要点。

- 提高注意力和头脑的灵活性需要进行刻意训练。
- "时间限制"会提高大脑的注意力和灵活性。
- "时间限制"能让提高大脑的判断效率。

当然，"要是有更多的时间，我就能更好地完成工作"这也是事实。但是，在这段"更多的时间"里，你必须要保持前面讲过的那种"考试状态"。越是认真并追求完美主义的人，越要重视培养这种习惯。

第 3 章

习惯 3：睡眠的意义

夜晚是记忆信息的黄金时段
利用大脑在睡眠中的信息整理能力

睡眠期间的大脑活动

经常忘记事情，或者难以厘清自己思路的人，往往也有睡眠不足的问题。大脑和肌肉一样，也会感到疲劳，而且这种疲劳只有充足的睡眠才能消除。仅凭这一点，确实可以说睡眠不足容易导致大脑的思考混乱。但是，这一现象的背后，实际上还存在一个大脑机制上的原因。

那就是相对于清醒状态，在我们睡着的时候，大脑更容易巩固记忆和整理思维。

不知你是否有过这样的经历：某天晚上睡觉前大概思考了一下的问题，第二天早上起床后突然就想到了答案；白天思考了一整天也没想出什么好主意，但是晚上睡觉的时候突然灵光一闪，醒了过来。这表明大脑在睡眠期间仍会活动。

睡眠大致分为两种类型，即被称为"REM 睡眠"的浅睡眠，以及被称为"非 REM 睡眠"的深睡眠。REM 是

Rapid Eye Movement 的缩写，意思是快速眼球运动，也可简称为"快速眼动"。顾名思义，在这一层次的睡眠中，眼皮下的眼球会持续轻微转动。这意味着大脑处于活跃状态。不少人或许认为，人在入睡后，大脑就像被关闭电源的计算机，不能处理任何事情了，但事实并非如此。特别是在快速眼动睡眠期，包括思考系统的中枢——额叶在内的整个大脑都在持续活动着。

大脑在早上更容易出现灵感

大脑在睡眠期间的最大不同之处在于，不会有新的信息输入。

当人处于清醒状态时，大脑要不断处理通过眼睛和耳朵传过来的外界信息，从而判断所处环境的情况，并控制身体采取相应行动。在清醒的状态下，无论我们多么努力地想要专注于思考，都无法完全排除外部环境的影响。

但是，在睡眠期间，外部的信息输入被阻断，而大脑却仍在活动。那么，这时候的大脑都在做些什么呢？答案是，它在没有信息输入的状态下，会将临时保存的记忆转变为更永久的记忆，还会对所获取的信息进行辨别和取舍，以便整理思维（信息之间的关联）。另外，进入非快速眼动睡眠期后，大脑也会休息，所以当我们醒来时，它就已经从疲劳中恢复了。在睡眠期间，大脑会整理记忆以及信息之间的关联，并且也会在非快速眼动睡眠期获得休息。这可以用来解释人在早上会更容易获得灵感、想出好主意的现象。

利用大脑机制的"睡前记忆法"

大脑在睡眠期间会整理记忆和思维，而我们可以充分利用大脑的这一性质。换句话说，不要把睡眠当作什么都做不了的空白时段，而是要将其看作大脑自动整理记忆与思维的时段。

例如，在睡觉前的时段，大家可以简单浏览一下第二天要使用的资料，大概思考一下问题点，让大脑在睡眠期间对这些信息进行整理。另外，睡眠前的时间，也适合学习需要记忆的内容，例如背单词、记忆相关知识点等。睡前将当天值得留意的事情写成日记，也是一种不错的选择。

有种说法是"夜晚的学习要适可而止"，换句话说，就是"要充分发挥大脑在睡眠期间的整理能力"。与其用咖啡因或其他手段欺骗昏昏欲睡的大脑，硬着头皮去熬夜学习，不如适可而止，好好睡一觉。因为前者会减少睡眠时间，从长远看是无法提升学习效率的，而后者能保证充足的睡眠，还可以发挥大脑在睡眠期间对记忆和思维的整理能力。

就我自己而言，下班回家后，我会尽量与家人沟通，比如挨个问他们："今天都发生了什么事？"这样一来，无论我工作有多忙，都不会忘记家人的问题。

即便在某些事情上意见不合，我们基本上也不会当场争论（当然，"必须要现在说清楚"的情况除外）。这是因为在晚上，大脑中负责思考的额叶会处于疲劳状态，而情绪系统往往会占据主导地位，从而难以冷静地进行交谈。

另外，我还会在睡觉前简单地想一下工作的课题和采访问题的回答思路等，但不一定要得出结论。我会充分利用大脑在睡眠中的整理能力，以便在起床后能够顺利地厘清思路和总结想法。

睡眠至少要 6 个小时

对大脑而言，最糟糕的事情是"因为太忙了，所以就少睡点觉"的想法。当然，生活中确实也存在不得不减少睡眠时间的情况，但我们不应该将其视为理所当然。减少睡眠时间，就等同于减少巩固记忆、整理思维的时间。不仅如此，因为大脑难以从疲劳状态中恢复，所以即便在人清醒的时候，它也无法顺利地工作。这种情况经过长时间的积累，就会表现为健忘和思维混乱。

必要的睡眠时间因人而异，但至少要睡6个小时，如果可能的话，最好还是睡7个半小时（从睡眠节律看，90分钟的倍数是最好的）。

有助于改善睡眠的习惯

除了保障必要的睡眠时间以外，在睡觉之前，让大脑处于一种容易入睡的状态也很重要。

如果在睡觉之前思考深刻的问题，或者观看具有刺激性的影像，那么情绪系统就会兴奋，使人难以入睡。请把这些活动当作白天应该做的事情，而在晚上，还是尽可能地抚慰我们的情绪系统吧！我们可以听一些舒缓的音乐，也可以看看书。此外，与宠物互动或者打理植物也是不错的选择。现代社会的环境，非常容易刺激人的情绪系统，因此主动治愈自己是非常重要的。

每天在睡觉之前进行同样的活动也很有用。这是一种被称为"入睡仪式"的自我催眠，例如一个人每天都在晚饭后重复"整理、学习、洗澡、为明天做准备、阅读、就寝"这一系列活动的话，那么他在做完这些事后，多会想要睡觉。早上和晚上的活动都是可以模式化的。

钻进被窝以后，我们可以有意识地从脚趾开始，按照"脚部、腰部、背部、手指、手臂、肩部、颈部"的顺序慢慢放松自己。特别是对于每天工作压力都很大的人来说，这个习惯特别有用，因为他们即便在想要睡觉的时候，身体也处于紧绷的状态。

相反，在睡觉之前，最好不要做以下活动。

- 接触具有刺激性的影像或音乐
- 剧烈运动
- 激烈讨论
- 刺激指尖等末梢神经
- 在短时间内集中精力工作

另外，咖啡因的摄取自然也不会对睡眠产生什么好的影响。虽然具体的时间因人而异，但咖啡因能让大脑的兴奋状态持续 5~7 个小时。如果你想在晚上 11 点睡觉，那么就不要在傍晚以后摄入咖啡因了。

本章的要点有 2 个，希望大家能记住。

- 睡眠不仅可以消除大脑的疲劳，也是促进大脑整理记忆和思维。
- 夜晚是大脑整理和存储信息的好时机，睡前大致归拢一下思绪，然后就早点睡觉吧。

前面这 3 章讲了大脑与生活节律相关的内容，下一小节将做一下简单总结。

对照自己的生活，看看它是否处于理想状态

改善大脑功能，首先要做的是打造生活的原点。入睡时间难免会有些不同，但起床的时间请尽量保持不变。

如果在早上突然有什么好的灵感，最好能把它记在笔记本上。因为当我们起床并开始活动后，新的信息会不断进入大脑，这时就很容易忘记之前的"灵光一现"。据说，2002年的诺贝尔化学奖得主田中耕一每天都随身携带笔记本，想到什么就随时记下来。我认为这个习惯在早上尤为有效。

刚起床就开始工作的话，大脑的效率会很低，所以最好在早上做一些大脑的热身训练，认真地吃早饭，有意识地活动手脚和嘴巴。

促进血液流向大脑的中央区域，让思考系统处于活跃状态后，就可以打造出一个能在短时间内集中注意力并认真工作的时间段。在这个时间段内，大脑的基本转速会得

到极大的提高。

大脑的基本转速一旦提高，我们就不能把这种状态浪费在无用的事情上了，而是要高效地利用它，比如一鼓作气，解决掉那些难以应付的麻烦工作。

在高效时段过后，大脑会感到疲劳，因此我们也要劳逸结合，休息片刻。吃个午饭，给大脑充分的时间补充营养、消除疲劳。午休之后，再次做大脑的热身训练，让容易集中在胃部的血液流向大脑。然后，做一些提高大脑基本转速的工作，并利用其余力处理杂务等。我认为这就是一种比较理想的状态了。

用睡眠进行深度思考

夜晚，虽然大脑已深感疲惫，但此时也是情绪系统恢复和储存信息的好时机。我们可以一边享受自己的放松时间，一边大致总结一下今天发生的事情和明天要做的事情。这样一来,在我们睡着的时候,大脑会自动整理记忆和思维。经常有人觉得"想不出结果,我就不能睡觉",其实情况可能刚好相反,正是因为人不睡觉,所以才想不出结果。我们要把睡眠当作思考的一部分,早点睡觉才行。从大脑的机制来看,养成"先睡个好觉,起床后再进行深度思考"更为合理。

意识到理想的生活节律

当然,前面说的只是一种理想状态,我自己也无法完全按照那些理论去执行。有时,我必须在晚上集中精力写作,所以入睡时间会变得很晚,还有时来不及给大脑热身,就不得不投入到工作中。这些都是不可避免的,我们不必苛求自己每天都要得到满分。

但是,重要的是在原则上,我们要知道什么样的生活是理想的,否则就可能在不知不觉中陷入与之完全相反的生活。

大脑状态的起伏，对时间感的反应以及在睡眠中整理记忆和思维的能力，这些都是大脑的机制，与人的意志力的强弱无关。有些人自认为意志力很强，所以下班之后也不休息，把工作一整天视为理所当然，结果整个生活都变得一团糟，这样的例子比比皆是。生活不稳定，大脑的活动也就无法稳定。

请大家努力尝试打造本书讲解的生活节律，这是改善大脑功能的基础。我相信，很多人只要做到这一点，就能体会到自己的大脑越来越灵活。

第 4 章

习惯 4：提高大脑的持续力

用家务做"大脑训练"
用处理琐事强化大脑

额叶是大脑的指挥官

锻炼大脑时，锻炼额叶的能力特别重要。近年来流行的一些大脑锻炼方法，也大多侧重于锻炼额叶。

额叶位于大脑半球的前部，大致在眼睛之上、耳朵之前的位置。从眼睛和耳朵输入的信息会通过顶叶、颞叶和枕叶集中到额叶，额叶负责处理这些信息。额叶会将输入的信息和那些已经被储存为记忆的信息结合起来，建立思维和行动的组合，并通过运动皮层给身体发出指令。额叶的作用就相当于大脑中的指挥官。

在足球比赛中也是如此，球队拥有能力卓越的教练，总体上才能成为强队。如果教练能以明确的指令调动队伍，那么即使是一支在经验上稍显逊色的球队，也能打出像样的比赛；反之，如果教练无法有效调动队伍，那么即使队员的个体战斗力很强，其优势也无法得到发挥。

同样，当大脑额叶的能力较强时，即使人的知识和经验有限，也能顺利地使用额叶组织有效的思考并付诸行动。总而言之，额叶能力强会带来较强的行动力（如果同时拥有知识和经验当然会更好）。反之，额叶功能减弱后，即使人拥有丰富的知识和经验，也会变得不善于组织理性思考并采取行动，成为"博学却无法致用"的人。

明明能做到却不去做的人

在锻炼额叶时，"能够更快地根据情况做出判断，并想出正确的应对措施"这类功能层面的锻炼当然很重要，但我认为在此之前，还有一件更重要的事，那就是增强额叶"持续发出指令的能力"。

如果大脑只是偶尔能做到"快速且准确地思考"，那么对于大脑的整体功能而言，这是远远不够的。仍以足球比赛来类比的话，这就相当于发号指令的教练，只能在90分钟的比赛中活跃5分钟，这在实际的比赛中没有多少帮助。总之，能够在 90 分钟内根据随时变化的情况持续发出指令的教练，对球队才更有帮助。

当额叶无法持续发出指令时，人的行动就会由情绪系统来驱动。换句话说，我们将遵循大脑中更为原始的欲望去行动，比如逃避麻烦的事情、贪图安逸、依赖他人等。最终，随着额叶能力的衰退，我们将不再自律、不再积极主动，变成了"明明能做到却不去做"的人，变成了难以自主行动，在情绪系统的支配下拖拖拉拉、得过且过的人。

与之相比，无须他人驱使也能自主行动，并且能维持住这种状态，即使遇到情绪层面的难题也能抑制住自己更为原始的欲望，坚持不懈地采取行动的人，其各方面的情况应该会好很多。这样的人会获得更多发挥能力的机会，得以从中磨炼自己的判断力和组织行动的意识，最终成为能够长期在学习和工作上大显身手的人。

现代社会让大脑缺乏韧性

在现代社会中，便利的环境往往会让额叶这一"持续发出指令的能力"衰退。

不嫌麻烦地处理日常琐事，其实可以使大脑的基础功能得到锻炼。但是在现代社会中，这种让大脑得到锻炼的机会在逐渐减少。比如，越来越多的事情可以交给机器去完成，或者自己不用做饭，直接用手机点外卖，等等。便捷的技术当然不是什么坏事，但是大家最好也能同时意识到，这样会减少大脑的基础锻炼。

如果额叶"持续发出指令的能力"能够在日常生活中得到锻炼，那么我们就会对麻烦和痛苦产生一种"耐受力"，生活也会变得更加轻松。然而，现代人却越来越难以自然地锻炼这一基础能力。不仅如此，身处这个剧烈变化的时代，我们可能还要直面更大的困难，于是多会倍感痛苦。

处理琐事的价值

处理琐事对于大脑而言,就相当体育中的跑步或者力量训练。虽然这些项目不像正式比赛项目那么帅气,但是只要每天都做下去,就会成一个能长期坚持运动的人。如果在此基础上学习并掌握运动项目的技术,那就更好了。

日本有句俗语,说的是"年轻时的苦,花钱也要吃"。如果从锻炼大脑的角度来看,这正是因为在年轻的时候,增强额叶的能力尤为重要。额叶在处理琐事中锻炼出的选择、判断和系统化的能力,会成为之后"持续发出指令的能力"。

这句俗语或许可以换成"年轻时的琐事,花钱也要做"。对于别人不愿意做的琐事,自己主动去做,而且还踏踏实实做完的人,其额叶能得到充分的锻炼,也更容易成为意志坚定且自主行动力很强的人。

忍受"麻烦"的能力

日本非虚构作家野地秩嘉在他的著作《服务高手》(日本新潮社出版)中介绍了这样一个故事,其主人公是在日本销售劳斯莱斯汽车最多的销售员。

这位销售员的妻子在他年轻时就不幸去世,他只好独自抚养两个孩子长大。每天尽快完成工作后,他要赶回家里做饭,给孩子们洗澡,然后上床睡觉。除此以外,他还得洗衣服和准备午餐的便当。即使没过多久孩子们就长大了,能帮父亲干点活儿了,但相对于其他人来说,他不得不花费在工作以外的琐事上的时间肯定要长得多。即便如此,在竞争激烈的行业内,他却一直都保持着顶级销售员的地位。

看到这样的故事,你可能会觉得"世上总归是有一些牛人存在的",但是从大脑的性质来看,他的成功其实是必然的。每天不得不做的家务,在不知不觉间就累积成了大量的基础锻炼，这使得他的额叶的能力强于其他人。同时，因为要在有限的时间内完成工作，所以他大脑的基本转速也很容易提高。在这一过程中，他又累积了专业的知识和经验，这相当于在具备体力的基础上又掌握了技术，因此他的大脑得到了非常均衡的锻炼。

事实上，很多事业有成的人，往往都是那些在年轻时吃过苦，或者在日常生活中不得不经常处理麻烦和琐事的人。

那些大脑的能力已经衰退、做什么都嫌麻烦的人，就请从处理身边的琐事开始改变吧，即便是很小的事情也可以。

为了让大家更容易记住，这里我用格言的形式来总结一下。

每天在小事上约束自己，就是在培养足以克服巨大困难的韧性。

这一点是毫无疑问的。无论你是整理房间，还是修理损坏的物品，都能起到同样的作用。请大家试着去解决身边那些让自己感到有点麻烦的问题吧，每天解决一点点就够了。

在解决琐事的过程中，有人可能会按捺不住，总想着去做一些更酷、更有趣的事情，但是请忍住，等大脑的能力得到增强之后再去做。当额叶无法持续地发出指令时，即便想处理复杂一点的问题，最终也会因为觉得麻烦或耐不住辛苦而半途而废，然后又陷入了无所事事的生活。不断循环这种模式的人恐怕并不少见。

如果每天都积极地处理一些琐事，慢慢地，我们就会发现这种程度的事情已经不会让自己再感到麻烦了，同时也更容易控制自己的烦躁情绪了。这意味着在我们的大脑中，思考系统的控制力已经强于情绪系统，占据了主导地位。此时，我们就可以去处理难一些的问题了。如果像这样从增强大脑的能力开始做起，那么我们就会理所当然地成为一个解决问题的能力很强的人。

关键词是"选择""判断"和"系统化"

下面我们思考一下,额叶的基础锻炼具体应该做什么。

额叶的主要活动可以简单概括为"选择""判断"和"系统化"。"选择"就是当有多个可选项时,选出最好的那一项;"判断"就是决定如何处理(或者说看清有效性或重要性);"系统化"则是将选择和判断结合起来,组织思考并付诸行动。额叶进行不同程度的"选择、判断、系统化"处理,然后再发出指令去驱使身体,这便是我们日常生活中的大部分活动。

举个例子,请大家想象一下自己整理房间时的情景。整理房间时,首要选择从哪个地方或者从什么东西开始整理,还要判断拿起来的东西是扔掉还是保留。如果想要收起来,就还得思考应该把东西放在哪里。接着,就是将这些选择和判断有效地结合起来并付诸行动,慢慢地把房间整理得井井有条。在意识到额叶的这些活动后再去做，就很容易会发现，整理房间这一活动，其实就是"选择、判断、系统化"的连续操作。

事实上，额叶功能明显下降的人，整理的能力也会越来越差。"把什么东西放在哪里"这种问题，他们思考起来会比较困难，所以有时会扔掉自己需要的东西，或者把东西放得乱七八糟（结果就是经常丢东西）。

也就是说，多做一些均衡地包含了"选择""判断"和"系统化"这类要素的活动，对于额叶来说就是有效的基础锻炼。

做家务是理想的大脑锻炼

这样说来，在我们的生活中，有哪些活动能够满足上述条件呢？当然，工作中肯定有这样的活动，但是我们更熟悉、更明显的一个例子是"做家务"。

例如，当我们做饭时，有一个准备材料的步骤。在这个步骤中，我们要根据想做的菜肴选择肉类、鱼类、蔬菜和水果等食材。接着，就要判断如何处理这些食材，包括但不限于清洗、去皮、切块、调味、烤制、炖煮……如果不能有效地把选择和判断结合起来，我们就不能快速地把饭做好。而且，当做饭是一项家务（而不是出于兴趣偶尔尝试）时，往往不能只做一道菜就够了，而是需要同时做好几道菜，比如一边做着土豆炖牛肉，一边烤鱼或者拌蔬菜沙拉之类的。此外，我们还不得不一边做饭一边收拾，这样才能充分地利用有限的空间。这点也要考虑进做饭的流程安排中。

如果是手脚麻利的人，甚至还能趁着做饭的间隙去洗衣服和打扫卫生。

能够干脆利落地完成这些家务的人，无疑是额叶功能很强大的人。我们并不是只有在工作和学习时才会深度用脑，到了做家务时就不怎么用脑了。"擅于做家务的人是否也擅于工作"这个问题不好说，因为各自所需要的知识和经验都不同，所以不能一概而论。但可以确定的是，他们具有成为优秀工作者的素质。

家庭内部的分工合作

每天都有意识地去做家务，无论对于男性还是女性，都是能够改善大脑功能的好方法。在工作中，有时候我们只要听从某个人的命令，或者遵循既定的整体流程去行动就可以了，但是家务这种事，必须要自己主动去做。当我们独立思考并采取行动时，额叶下达指令的能力就会得到锻炼。

特别是对于退休的人，如果养成了做家务的习惯，那么就再好不过了。这是因为在工作中使用大脑的机会终有一天会消失，但家务会伴随人的一生。

在退休之前，即便是在公司里，需要自己思考并采取行动，或者积极处理琐事的情况应该也会变少。在这段时间内，人的额叶的功能可能会不断衰退。如果就这样退休，那么在额叶功能衰退的影响下，人就很可能会变得即使时间充裕也懒得动弹、什么事都不想做。

很多人担心自己在退休以后大脑会变迟钝。如果有这种担心，那么就从积极地参与家庭内部的事务开始做起吧！这会成为维持额叶能力的训练。

那些总是把家务交给妻子去做的丈夫，请养成自己做一些家务的习惯。不要停留在"男人怎么能做家务"的旧观念中。这也是为了提升大脑功能的锻炼。有意识地去尝试做一些原本并不熟悉的家务后，其实就会发现这些活动是大脑处理各种信息的连续操作。

那些在家务上大包大揽的妻子，也请把家务逐渐地交给丈夫去做吧。可能有的人觉得"厨房是女性的圣地"，比较抗拒男性进入，但是为了双方的大脑着想，还是不要这样了。把身体学会的技能用语言表达出来并教授给他人的过程，本身就是锻炼大脑的一种训练。请控制自己大包大揽的心情，认真地教导他们吧。

如果能把家务负担减轻后空出来的时间投入到新的活动中，那就更好了。参加文艺培训班也好，加入志愿者活动也好，或者培养新的爱好等，都是很不错的。不断挑战新鲜事物的人，无论到了多少岁，大脑都是年轻的。

　下面，我来总结一下本章的要点。

- 在锻炼大脑时，要有意识地去锻炼作为大脑指挥官的额叶。
- 锻炼额叶时，重要的是先锻炼"持续发出指令能力"。
- 积极地做家务或处理琐事，能够增强额叶的"持续发出指令能力"。

提升大脑锻炼效果的小技巧

　如果我们在做家务时能够积极地加入一点小技巧，那就更好了。

大脑会经常整理神经元（神经细胞）的网络，以便能反射性地处理之前重复过的动作，甚至有些活动在我们几乎要睡着的时候也能进行。但是，如果一直重复同样的活动，是没法让额叶充分发挥其指挥官作用的。家务也是如此，如果我们长期做同样的家务，那么就要考虑这个因素。

解决方法很简单，比如每周尝试一次从未做过的菜式，或者心血来潮时给家里的某个地方做一个小小的改变，这种程度就可以了。如果给家务加点变化、做家务时用点小技巧，那么对大脑的锻炼效果会更好。

第 5 章

习惯 5：提高解决问题的能力

制定驱动自己的"规则"和"行动计划表"

制定驱动自己的"规则"

为了最大限度地发挥大脑的能力，我们还要尽可能地界定出要解决的问题，并打造一个能够让自己集中精力解决问题的环境。这一点同样很重要。

在上一章中，我提到为了锻炼额叶的能力，请大家养成"积极处理琐事"的习惯。但是对于忙碌的人来说，很多时候反而是被琐事占用了太多时间，以至于要么拘泥其中，无法集中精力做主要的工作，要么完全相反，只能对细枝末节一概置之不理。对于这样的人来说，他们需要的是制定规则，让自己能够高效地选择和判断那些琐碎事项。例如，我在整理文件时是按照以下规则操作的。

1. 首先把还没读过的文件集中堆放。
2. 对于已经读过并且看懂了的文件，可以当场扔掉。
3. 把虽然看懂了但认为很重要的文件存放在 A 处。
4. 把已经读过但没看懂的文件存放在 B 处。

这是整理文件的第一阶段，接下来是第二阶段。

5. 每个月都对存放在 A 处的重要文件进行一次简单的审读，判断是扔掉还是继续存放。

6. 有时间的话就重新阅读存放在 B 处的文件（在这个过程中再次判断能否扔掉，或者能否改存到 A 处）。

按照这些规则来整理，我就很少会堆积不必要的文件，或者忽略重要的文件了。不擅长整理文件或者每天都要翻阅大量文件的人可以参考一下这些规则，可能会有所帮助。但更重要的是思考并制定出适合自己的一套规则。比如，对于下面这些琐事，大家是否有自己的规则来快速且精准地处理它们呢？

- 整理办公桌和书架
- 管理名片
- 处理衣物
- 收拾厨房
- 与初次见面的人打交道

我相信根据日常的经验，不少人应该有一些模模糊糊的想法，觉得"自己这样做应该就可以了吧"。那么，大家可以把这些想法写下来，然后实际操作一下，看看效果如何。当确定好规则以后，不妨把规则写在纸上并贴起来，直到这些规则成为习惯。

一旦掌握了这样的几个规则，即使工作量突然增加，或是出现了新的问题，我们也能从容地处理它们了。

虽然个体之间存在差异，但一个人能完成的工作量终归是有限的。尽管如此，有的人能切实地完成大量的工作，有的人却连基本的工作都完不成，他们之间为什么会有如此明显的差距呢？我认为，除了前文说过的大脑基本转速和额叶能力的因素以外，是否拥有这类自驱规则也会产生很大的影响。

制定每日行动计划表

制定自己的行动计划表，也是一个能够最大限度地发挥大脑能力的方法。

例如，在当天早上或前一天晚上把当天需要做的事情写下来，一项项列清楚。有的人可能会觉得自己不用写也能知道该干些什么，但是如果写下来，人的行动意识和行动能力就会得到增强，从而减少因拖延、遗忘而导致的失败。

制定行动计划表时，如果能添加时间要素，比如"这件事要在几点之前完成"，效果会更好。因为这能让大脑意识到时间上的限制。

此外，最好还要养成"检查自己是否能按计划去执行"的习惯。当我们能按计划执行时，大脑就会产生一种满足感，从而提高行动的积极性。

当未能按计划执行时，不妨简单分析一下原因：是因为计划外的琐事占用了自己的时间，还是因为自己的体力不如以前了？这样一来，我们就能知道自己的大脑常常要面临哪些问题，以及当下的执行力如何，等等。一旦掌握了这些现状，我们就能制定出更切合实际的行动计划了。

写出解决问题的过程

此外，面临复杂的工作时，将所有思考写下来，也能帮助大脑更好地解决问题。

首先界定解决问题的终点，然后大致思考到达该终点的过程。如果能一边思考一边将这个过程写下来，那么到达终点的主要步骤及其前后会产生的任务，以及需要我们进行选择和判断的场景就会逐渐清晰起来。有时，我们可能还会需要修改这个终点。这种随机应变、不断调整步骤、优化解决问题的对策使其更加精准的能力，可以说正是额叶的功能。如果将必要的信息要素写下来之后，想要通过筛选、归纳、相互关联组合来推进思考，那么最好用流程图的形式总结一下。这样不仅可以让要素更加一目了然，在誊抄的过程中还能再度厘清自己的思路。

写的时候用什么纸张无所谓，哪怕是写在已经用过的纸的背面也没问题，重要的是要写下来。将大脑中正在整合的信息可视化，有助于额叶开展工作。

大脑无法同时处理 7 个以上的信息要素

人脑有一种被称为"魔力之七"的特性，即大脑可以同时保存并系统化的信息要素的范围为 7±2（多的人能达到 9 个，少的人则只有 5 个）。如果试图往大脑里塞入超出这个范围的要素，那么人是无论如何都记不住的。

作为大脑信息处理上的补充手段，我们可以通过书写将信息可视化，或者归纳信息（同类的信息会被大脑视为 1 个要素）。

归纳信息的方法如下。假设存在以下信息要素，即 A→B→C→D→E→F→G→H→I，我们可以先将其大致分为 A~C = 1、D~F = 2、G~I = 3 这几个阶段来思考，之后再去把握其中的具体细节。或者可以先详细地思考 A→B→C 的过程，并将其牢牢地固定在记忆中，然后再思考后面的过程。按照这样的方式思考，多个信息被归纳后，会被大脑视为1个要素来处理，这样大脑就能同时处理7个以上的要素了。将要素和解决过程写下来，使它们肉眼可见，也有助于我们归纳信息。

用书写提高额叶的能力

　　书写除了能帮助大脑归纳信息外，还有助于我们客观地反思自己的想法。

　　只靠大脑去想的话，人很容易陷入主观的牢笼（人们往往会高估自己最初的想法，从而轻易地忘掉后来出现的更重要的想法，或者意识不到自己最初的想法已经损害了整个流程），但是如果把想法写下来，就可以将其作为客观的信息呈现出来，我们也更容易做出公正的判断。

　　如果能把誊抄好的流程图展示给领导或同事，有时也可能是家人或者别的什么人看，并让他们进行评价，那就更好了。这样一来,我们就可以获得来自其他人的更加客观的分析。

有时,别人可能会提出一个与我们自己的想法完全不同的解决过程,这时我们可以将其作为参考。有时会出现他人与自己的方案各有一部分是有效的,例如对于 A~E 的部分自己的方案更加有效,而之后的部分是领导想出的方案更加有效。这种情况下,接受这些建议并修改流程图就好了。通过这样的锻炼,额叶的能力会不断提高。如果没有书写过程的话,这种成长就很难实现了。

下面,我来总结一下本章的要点。

- 制定高效的"选择""判断"规则,可以有效地使用大脑。
- 制定每日行动计划表,以及将自己所想的解决问题的流程写下来,有助于大脑思考。
- 分析自己所写的问题解决流程,以及让他人评价自己所写的内容也很重要。

"导航型社会"的生存之道

以上内容就是本章所建议的习惯，但是我还想再补充几句，说明一下为什么这些习惯对于现代人来说是不可或缺的。

在极度追求效率的现代社会中，一天中的大部分时间里，我们的大脑都是在被动地活动，即在规定的时间内去规定的地点，按照既定的规则和制度开展工作。不仅做常规工作的人如此，就连公司的高层人员，有时也只是按照公司的要求在各种场合做出选择和判断罢了。

此外，在现代社会中，很多便捷的技术已经普及，这让我们主动使用大脑的机会变得更少了。大家可以回忆一下自己使用计算机和互联网时的情景，应该很容易就能明白了，比如：

"请执行下一步。"

"请选择'是'或者'否'。"

"如果您接受的话，请按下这个按钮。"

像这样，智能设备已经帮我们准备好了各种行动，而负责操作的人类只需要做最简单的选择和判断就足够了。

再比如汽车导航系统，如其字面之意，它能帮助我们的规划行车路线。规划路线原本是额叶进行选择、判断、系统化的信息处理过程，但是现在汽车导航系统已经替我们完成这些事情了。

就像这样，便捷的技术会减少我们用脑的机会。鉴于此，我认为现代社会也可以被称为"导航型社会"。

这样一来，无论是大事还是小事，人在一天之中可能都没什么机会用大脑来构建自己的行动。

当然，人作为社会的齿轮，在整体系统的驱动下活动是很重要的，使用当前时代下普及的技术和工具也无可厚非。

但是，我们不能放任自流，成为只会反射性行动的人。使用自己的大脑构建行动，按照自己的规则采取行动，这样的场景一定要出现在我们的日常中，这一点非常重要。

正因为我们身处当今这样的便捷时代,所以本章所建议的"边想边写""先写下来再判断"等"传统型"习惯才更加重要。

第 6 章

习惯 6：整理思维

用"整理桌面"引导大脑"整理思维"

头脑灵活但健忘的人

前几天，我的门诊来了这样的一位患者。

他在一家大型房地产公司工作，虽然只有 30 多岁，却已经是分公司的经理了。虽说是"患者"，但其实他的问题并没有达到需要在医院接受治疗的程度。

他的主诉症状是"非常健忘,经常会忘记重要的事情，所以工作也时常陷入混乱"。

因此，他担心自己的大脑出了什么问题。但是听了他的叙述后，我可以确定他的头脑非常灵活。具体的对话这里就省略了，总之他说话的条理是很清晰的。此外，即使没有引导和提示，他也能持续地说上很长时间，这说明他额叶的能力并没有衰退。

但是，在聆听的过程中，我也发现了一些明显的问题。

尽管他可以说上很长的一段有条理的话，但始终没有说到重点，比如为什么会感到混乱以及具体是怎么混乱的。他还会自己做一些判断,比如"这个就是原因吧""和医生您那本书里的病例很相似"等,但是他很快又会改变主意,推翻自己所说的话。我之所以认为他头脑灵活,是因为他的叙述中并没有不合逻辑的地方,但与此同时,那些叙述听起来又像是"先不知从何处冒出一个想法,然后再牵强附会地去说明",从而给人一种不必要的冗长感。

大概听完他的叙述后,我提出了这样的问题。

"说起来,你今天带的包里都装了些什么呢?"

"我的包里?我想想啊……手机、笔记本和工作文件之类的。"

"如果方便的话,能告诉我工作文件都是什么文件吗?"

"嗯……是什么来着?应该是目前正在做的工作文件和……"

"打开包确认一下吧。"

打开自己的包确认以后,他的脸上露出了"这个东西怎么会出现在包里"的惊讶表情。

"上个月已经完成的工作的资料怎么也装进来了……还有这些文件我是准备有空时再去政府机关提交的……最近太忙了，都没有时间整理。"

接着，我又问他公司办公桌的抽屉里都有些什么。

"我再想想啊……都有什么来着？最上面的抽屉里是……"

"你有好好整理过办公桌的桌面吗？"

"没有，桌面乱糟糟的，文件堆得像小山一样。"

"为什么不整理呢？"

"需要先做的事情太多了。"

整理思维与整理物品

在主诉健忘的患者中，这样的人很常见。当被问及包里或办公桌的抽屉里有什么时，他们无法给出明确的回答。这并不是记忆力出了问题，而是因为他们在放东西的时候，并没有有意识地进行整理。"这份资料经常会用到，得把它放在随手就能拿到的地方""这个项目的文件非常重要，得把它归档并保存好""这份文件已经没用了，处理掉吧"——如果他们每天都能像这样进行整理的话，那么被问到什么东西在哪里的时候，应该马上就能回答出来。可惜他们只是随随便便地把东西放在某处，所以之后再怎么回忆也想不起来到底放在哪里了。

这样的人在工作中陷入混乱也是不足为奇的。

当我们被委以重任时，整理思维是非常必要的。人类的大脑有其局限性，即便被要求记住100个问题，我们也很难记得住。但是，如果我们对这100个问题进行分类整理，比如将其整理成A、B、C、D、E这5种类型，那么大脑就能大致地记住它们了。如果更进一步，再将A类问题整理成a、b、c、d、e这样的几个小问题，那么以后我们就能像"A类问题中的a问题包含a1、a2、a3、a4这几个要素"这样，回忆起所有的100个问题了。这就是对思维进行"归档处理"。

是否具有这种归档处理的能力，会体现在对身边物品的整理上。假如一个人能将 100 个问题按照不同的级别归档处理，那么他自然会把 A 类问题和 B 类问题的相关资料存放在不同的地方，或者在整理桌面时会自然而然地把 a 问题的相关资料存放到 A 类问题的所在之处，然后再将需要优先处理的 a1 问题的相关资料放在一个显眼的地方。

在这种情况下，就不会发生随便将东西装到包里的问题，而是会像"因为这周必须要解决 a 问题和 b1 问题，所以要把它们的相关资料放在包里"这样，只放有限的东西进去。但是，有些人正是因为没有这样做，所以才回答不出来"什么东西放在哪里"的问题。

越是有本事的人，越容易忽视整理

归档处理之后，最重要的就是确定工作的优先顺序了。如果能把 100 个问题都完美解决,那当然再好不过了,但一般来说我们是做不到的。一天只有 24 小时，一个月也不过 30 天左右，在这种情况下，难免会出现无论如何也解决不了的问题。这是没有办法的事情，所以重要的是，我们要尽量让无法解决的问题是一些小问题。为此，我们必须提前判断工作的重要性，思考解决问题的优先顺序。能否做到这一点，也体现在我们对身边物品的整理上。

有的人整理不好自己身边的物品，是因为其额叶进行选择、判断和系统化的能力衰退了，但是前面我们提到的那类患者并不属于这种情况。他们的额叶功能正常，只是养成了不整理的坏习惯。

在大多数情况下，这类人并不是能力不足以胜任工作的人。通过与门诊患者的接触，我觉得倒不如说他们往往有着过人的本事，从年轻时起就备受称赞，所以很多时候会过于相信自己的能力。

以我自己为例。我在年轻时就意识到自己并不是一个很有本事的人，所以才觉得最重要的就是先把东西整理好。因为如果不把工作归档处理并安排好优先顺序的话，我就不知道该从哪里开始做起了。

但是，世上总归有些人有着令人羡慕的本事。对于比较初级的工作，他们就算不做这些整理，也能凭借自己出色的直觉和技能顺利完成。就像学生时代那些不按部就班地学习，却也能在考试中取得好成绩的人一样。这类人因为不用做前期整理，工作起来更快，所以在年轻时就可能会显得很优秀。

但是说白了，这种做法一般只在年轻时行得通。

无论什么行业都是如此，当一个人晋升到一定职位后，多会遇到超出个人能力范围的问题。即使是一个很有本事、面临 20 项工作任务也能不做任何整理就看清全局的人，当他面临 100 项工作任务时，恐怕也难以做到同样的事。不仅如此，他还会不可避免地陷入混乱，或是忽略重要的问题。

在这种时候，如果能立刻改变自己的用脑方式，那也还好，但是因为有年轻时的成功体验，所以他又很难做出改变。越是陷入混乱、时间不够，他越想跳过整理以节省时间，于是就越来越混乱了。无用功变多了，时间却更少了。这是一种让人越陷越深的恶性循环。

用整理桌面引导大脑整理思维

"思维"这个东西，如果在基础层面没做好归档处理，那么在更高层面就会无从下手。因为轻视这一点而陷入混乱的人来到门诊就诊时，我会给出这样的建议。

"越是忙碌的时候，越要优先整理办公桌。"

"感到混乱的原因是思维未经整理"这一点确实不假，但是当一个人已经陷入混乱时，如果你只是给出这种抽象的建议，他还是不知道自己该做些什么。不过，一旦人打算整理自己身边的物品，那么大脑也会开始整理思维。

对于前文提到的那位患者，我是这样告诉他的："按照功能把办公桌和包内整理得井井有条，就好比拥有一个善于管理的领导。即使你要做的工作很多，这位领导也能一边说'今天请集中处理这项工作''现在只要专注思考这一件事就好了',一边把自己总结好的资料交给你,这样你不就能安心地埋头工作了吗?请养成自己当这种领导的习惯吧!经常给自己打造一个便于集中精力完成一项项工作的环境。换句话说,就是请你优先整理身边的物品。只要养成这个习惯,你在工作中应该就很少会感到混乱了。"

更具体的建议如下。整理物品时,可以准备好透明文件夹或整理箱等,先从给文件分类开始做起。此时,重要的是归档和标注的方式要在一定程度上能让其他人也看得懂,而不是按照"只要我自己能看懂就好"的标准去整理。这件事如果做得马马虎虎,效果也会大打折扣。

认真地做好分类,不仅是物理层面的归档处理,同时也是大脑思维的归档处理。完成这一步之后,就可以思考优先顺序,按照功能来整理办公桌了。这样一来,混乱的思维自然会慢慢平复。

下面,我来总结一下本章希望大家记住的2个要点。

- 物品的整理与思维的整理相通。越是忙碌的时候越要优先做整理。
- 在工作中陷入混乱时，从整理桌面开始做起就能更轻松地恢复状态。

在本章的最后，我再来汇总一下前面这几章讲解的知识点。

为了最大限度地发挥大脑的能力，我们首先要梳理工作内容，安排好工作的优先顺序，这一点很重要。整理办公桌和包里的物品，不仅能够帮助我们弄清楚当时需要集中精力处理哪些工作，同时也是一种手部运动，因此也应该被当作大脑的热身训练之一。

另外，正如"习惯5"介绍的那样，一旦我们制定了高效的"选择""判断"规则，那么就可以有效地使用大脑。

把当天需要做的事情在当天早上或者前一天晚上写下来也是一个好习惯。这有助于我们整理思维，清楚地认识到目前需要完成的工作。

当我们遇到一项特别复杂、需要一系列流程才能解决的工作时，不妨一边思考一边把解决问题的过程写下来，最后再把写下来的内容总结成直观的流程图。这样不仅有利于我们思考问题，从长远来看，还能锻炼我们的额叶，提高额叶的能力。

此外，调节生活节律也很重要，因为当我们的思维陷入混乱时，生活节律多半也会被打乱。我们要在工作中意识到时间上的限制，还要在晚上早点睡觉，以便充分发挥大脑在睡眠期间的整理能力。如此一来，如果也能在较为固定的时间起床，那么我们的大脑就会越发地清晰和敏锐。我们要迈出的第一步，就是让大脑恢复它原本的力量。这一点非常重要。

因此，越是忙碌的时候，我们越要重视自己的基本习惯。

第 7 章

习惯 7：提高大脑的注意力

有意识地多去活动眼睛
训练自己只用耳朵获取信息

被屏幕困住的大脑

现代社会中,大脑所处的环境与过去相比,最大的变化是什么呢?答案可能有很多种,但我认为最大的变化是"我们盯着屏幕的时间变长了"。

请大家回想一下一天的生活,究竟有多少时间是花在盯着电视、计算机或者手机的屏幕上呢?即便是坐在公交或地铁上,人们往往也不会观察其他人或眺望窗外的风景,而是盯着手机、掌上游戏机的屏幕,或者是车厢内装配的屏幕吧。

尽管我也认为数码产品的普及对于人脑的影响有利也有弊,但是就"我们盯着屏幕的时间变长了"这一点而言,怎么想它都不是什么好事。如果有人经常觉得自己最近思维迟缓、反应迟钝,或者听到别人和自己说话时无法迅速做出反应,那么就需要注意自己是不是受到了这方面的影响。

事先声明，本章并不会去劝大家放弃使用数码产品。正因为今后会是数码产品更加普及的时代，所以我们更要意识到数码产品对大脑的影响，并了解相应的对策。

让大脑变迟钝的因素

至于为什么说长时间盯着屏幕看对大脑来说不是好事，看看我在接下来举的几个例子，你可能就明白了，而且还会感到非常震惊。

大脑变迟钝的最直接的方法，是切断大脑的信息输入。

举个极端的例子，如果一个人被绑在椅子上，只能被迫看着墙壁，那么这个人会如何呢？恐怕不到一个星期，他就会失去正常思考的能力。

接下来，在同样的环境下，如果墙上新安装了一台电视，那么情况又会如何呢？你是不是觉得这个人因为可以通过看电视获取信息,所以就没什么问题了?

关于这一点,在现实中,在我们的身边其实就有着类似的情况。比较典型的例子,就是那些腿脚不方便的老年人。如果家人能带他们出去走走,或者让他们参与家务劳动,那还好一些。但是,如果家人忙碌到无暇顾及这些,那么这些老人家就可能整天都闷在房间里看电视,几乎不怎么动弹了。

人确实可以从电视上接收信息,但那不过是投射在平面上的信息。与走到户外看风景、闻花香、接触动物相比,它们是极度欠缺质感的。当然,和只能看着墙壁相比,这种方式确实要好一点,但即便如此,从相关研究发现的关联性来看,这种情况下的大脑还是会变迟钝。

那么,如果把电视换成计算机又会怎么样呢?假设他可以通过操作键盘获得自己想要的信息,也可以戴着耳机听音乐,这回总没问题了吧?因为他不仅能通过眼睛和耳朵获取信息,还能活动大脑的思考系统。

我的判断是,这种情况和只能看电视时一样,很难维持大脑的功能（原因将在后文中讲解）。事实上，有不少现代人在多年来一直都过着这样的生活。

活动眼睛，大脑才会处理、预测各种感觉信息

电视、计算机、手机等屏幕带来的问题在于，我们看屏幕时，无法通过活动眼睛让大脑处理、预测多元化信息。眼睛是人类获取信息的最主要的渠道。当我们积极地活动眼睛以获取信息时，活动的其实不仅仅是眼睛，大脑中用来捕捉、处理信息的整体结构都在动态切换。

举个例子，请回忆一下有人从远处呼唤你时的情景。当你没看到那个人的身影时，你很难听清楚他在说什么，但是当你活动眼睛，将视线聚焦在那个人的身上时，他说的话也变得更容易听清楚了。这说明在你活动眼睛的同时，你的听觉注意力也配合对方所在的方向和你们之间的距离做出了调整。

另外，也可以想象一下你从远处发现自己的爱犬时的情景。明明实际捕捉到的只有视觉信息，但是你的耳边似乎也同时响起了它呼哧呼哧的喘气声，手上仿佛也重现了它蓬乱毛发的触感。当你走近并抚摸爱犬的头部时，你就会发现刚才想象出来的信息与当下感知到的真实信息是完全一致的，并因此感到十分安心。

也就是说，我们的大脑并不是被动地等待着信息的输入，而是会主动地去预测信息。它会将注意力转换到信息所在的方向，然后充分利用五感来收集信息，还会依靠想象来补充缺失的信息，不断地尝试捕捉、处理多元化信息。而这其中最大的关键，就在于眼睛的活动上。

视觉注意力的重要性

如果长时间不活动眼睛，我们的视觉注意力就很难顺利地转换方向。

大家应该都有过这样的经历吧？在计算机前工作了很长时间，或者连续看了几个小时的电视后再出门时，觉得周围的风景看起来会很乱，从而产生一种无法顺利获取信息的不安感。这就是因为人长时间盯着一个屏幕看，所以视觉注意力很难从之前的角度和距离中脱离并转换方向。另外，长时间做同样的事情时，大脑的大部分功能会处于不活跃状态。因此，此时出门面对突然涌入的各种信息，人就很难做出反应。

不过，这只是一种暂时的现象，与大脑功能的衰退无关。就好比我们在电影院看了一部时间很长的电影那样，到外面走走、活动活动眼睛之后，我们就又能灵活地转换自己的注意力了。

但是，如果一个人不活动眼睛的时间太长了，比如每天，甚至连续几个月都过着这样的生活，那事情可就没那么简单了。他的注意力将只能集中在眼前有限的区域内，慢慢变得无法逃离。在外人看来，这样的人即使不看计算机或电视的时候，也总是盯着一个地方看。同时，他自己也会意识到下面这样的情况变多了。

- 当别人和自己说话时，自己无法迅速做出反应
- 察觉不到身边发生的变化
- 经常被别人指出容易忘事
- 总是反复地去想一件事情

"当别人和自己说话时，自己无法迅速做出反应"应该是最容易理解的一点了。

当我们想采取某种行动时，首先必须要分析当下的状况。也就是说，当有人和我们说话时，我们必须要通过捕捉他的体貌、表情和声音等信息，来综合判断这个人是谁、他想要什么以及他的情绪如何。正常人往往能在一瞬间就完成这些分析，所以能够做出流畅的、恰如其分的回应。

但是，对于眼睛长时间不活动的人来说，他们将视觉注意力转换到搭话人身上的速度本身就已经变慢了，所以他们的听觉注意力也没办法立刻转换过去，不能马上理解对方在说什么。因此，除了沉默以外，他们也不知道该做出什么反应好了。

视觉注意力转换变慢导致的问题

长期不活动眼睛，导致视觉注意力转换变慢的人，当然也会难以察觉到身边发生的变化。他们不仅很难察觉到实际中的变化，还会对身边正在发生的事情缺乏想象力。

这通常会导致一个问题，那就是容易忘记和家人相关的事情。例如，一直对孩子关爱有加的父亲可能会完全忘记孩子的班级参观日，曾经爱妻心切的丈夫可能会完全忘记结婚纪念日。

"经常被别人指出容易忘事"也是陷入了上述状态的人的表现之一。但是，在大多数情况下，他们并不是真的忘记了，而是本来就没有听到。因为即使有人和他们说话，他们也无法迅速地把注意力转过去，所以信息根本没有进入他们的大脑。可是，他们会无意识地回答"嗯"，所以对方就认为信息已经传达过去了。然而，这件重要的事情并没有输入他们的大脑，所以他们自然也不会去执行。

这样一来，周围的人就会认为他们是把事情忘记了，而且这种情况还越来越多。

总是对一件事情苦思冥想而无果，在一定程度上也是由视觉注意力难以转换造成的。当人的注意力能够动态地转换方向时，实时信息会不断涌入大脑，思维也会随之不断发生变化。但是，不活动眼睛的人缺乏这样的锻炼机会，所以会不可避免地在一件事情上纠缠许久。这样的人有时还会突然钻牛角尖，谈论起大家早已忘记的某个问题，让周围的人感到惊讶。

对于上述症状，如果已经陷入了极端的状态，那么可以随时去看专科医生，检查大脑的功能情况并判断是否存在情绪障碍。但是如果症状较轻，那么请试着养成下面这些习惯。

使用眼睛的聚焦功能

第一个习惯非常简单，那就是每小时充分活动一次眼睛。需要注意的是，不仅要上下左右以及斜向活动你的眼球，还要有意识地使用眼睛的聚焦功能。

从窗口眺望远处的建筑、欣赏空中的云朵、观察从高空中划过的飞机……现代人在过度注视屏幕之前，也曾有在狭小空间内长时间、近距离看东西的问题，因此需要像这样时不时地眺望远方，有意识地看一看远处。

待眺望远方让想象力活跃以后，就该将注意力切换到尽量小一些的世界上了。比如观察观叶植物的叶脉、观察蚂蚁在土壤上行走时的精确动作……这些都很有趣。像这样动态地活动自己的眼睛时，大脑的信息处理结构也会动态切换，思维就会变得更加灵活。

有时间的话，尽量到外面散散步，效果会更好。人在散步的时候，会四下张望以确保安全，因此每天只要散步

1个小时，就能确保眼睛可以得到充分的活动。

我们在散步时可以带着便携式音乐播放器，一边听音乐一边迈着矫健的步伐。但有时关掉音乐，让环境信息能够随时进入耳朵，并由此引发眼睛的活动，效果会更好。

一直以来，人们都说城市中已经没有大自然了。但是，我的医院就在东京的北品川，这里的情况可并非如此。当我竖起耳朵仔细聆听时，经常可以听到虫鸣鸟叫。这时，我就会将视觉注意力转换过去。充分利用五感，以多元化的方式获取信息，以及通过这些信息努力感知当时的情绪，都是对大脑非常有益的做法。

使用收音机进行大脑锻炼

本章的主旨是介绍活动眼睛的重要性，但有时，我们也需要屏蔽视觉信息，训练自己用耳朵获取信息的能力。因为长时间盯着屏幕看的人，在很多时候会过度依赖于来自眼睛的信息输入。

我经常建议门诊患者使用收音机进行这方面的训练。新闻节目也好，综艺节目也罢，听什么都没有问题。总之，就是要试着只用耳朵获取信息。我估计很多人会惊讶地发现自己根本就听不进多少内容。

要想检查信息有没有被自己听进去，一个有效的方法是边听边记笔记。在门诊时，我还经常让患者根据自己的笔记回忆并讲述之前听过的内容。这样一来，这就是一个"信息输入（用耳朵获取信息）→信息处理（一边记笔记一边总结要点）→信息输出（通过讲述重现信息）"各要素齐全的大脑锻炼过程了。

如果坚持这方面的训练，那么别人说的话就会很顺畅地进入自己的大脑中。与此同时，如果视觉注意力也能顺畅转换的话，那么当别人和自己说话时，无法迅速做出反应的情况也会慢慢消失。

下面，我来总结一下本章的要点。

- 为了维持健康的大脑功能，需要活动眼睛并积极地获取多元化信息。
- 要有意识地花更多时间来活动眼睛（使用眼睛的聚焦功能）。
- 在视觉信息被屏蔽的状态下训练自己用耳朵获取信息，效果会更好。

我认为，数码设备和大脑健康共存的基础就在于此。希望大家能够意识到，数码设备的屏幕不过是获取信息的一种方式罢了。

第8章

习惯8：提高大脑的记忆力

积极地撰写报告、摘要、博客

确认大脑"输入→信息处理→输出"的过程

在我的门诊中,我有时会让患者做如下大脑训练:抄写或朗读报纸上的专栏文章,回忆专栏文章中的用词,然后尽可能多地向我讲述相关内容。这样做的目的是检查他们的大脑在以下这几个方面的使用情况,并提高相应的能力。

- 有意识地向大脑输入信息
- 将信息保存在大脑中
- 解读输入的信息
- 将大脑中的信息输出

这种大脑训练,对于因为紧张而很少有机会与别人交谈的人,以及感觉自己大脑状态不佳、出现了以下症状的人来说,是非常有效果的。

- 看到或听到的信息转眼就忘
- 别人说的话无法顺利地进入大脑

- 说话时经常卡壳
- 不擅长总结和表达自己的想法

一个人"看到或听到的信息转眼就忘",可能是因为他有意识地向大脑输入信息的机会比较少。[1]

我们的大脑能够暂时记住我们看到或听到的所有信息,此时形成的记忆称为短期记忆。因此,即使我们没有特意去记住某件事情,当我们再次看到或听到同样的信息时,也会想到"哦,我知道这个",或者会在不经意间回忆起它。但是,这种并非有意识地输入大脑的信息,在我们主动想要回忆的时候却是怎么也想不起来的。也就是说,这种短期记忆虽然也是我们的记忆,但不是可以自由使用的记忆(可以被认知系统调用的长期记忆)。

我们首先要确认的,就是自己是否只增加了这种短期记忆。

---

1 "有意识"(刻意)非常重要,这是因为大脑中存在对输入信息的筛选机制。大脑会无意识地筛选信息,并仅去处理筛选出来的信息。人脑筛选信息后,会一边预测"接下来会发生什么",一边处理信息。若接下来的情况在意料之中,人脑会快速忽略那些信息。这时,就容易出现"看到或听到的信息转眼就忘"的情况。

以传达给他人为前提来获取信息

要想有意识地向大脑输入信息,我们需要先假定这些信息会被输出。换句话说,我们要以传达给他人为前提来获取信息。对于其中缘由,大家这样想可能会容易理解一些。

例如,当我们漫无目的地闲逛完时,如果有人问我们"你在路上有什么见闻吗?"我们能想起来的信息肯定是十分有限的。但是,如果有人事先告诉我们"等你逛完就和我说说路上的见闻吧",那么我们就会有意识地将途中遇到的最突出的信息输入大脑。这样一来,不仅之后可以回想起很多信息,而且那些记忆也不容易随着时间的推移而消散。

为了增加可用的记忆,重要的是即便没有人给出这样的指示,我们也要以"终有一天这些信息会被输出"为前提,有意识地去获取信息。

阅读文章或听别人说话时也是如此。如果单单是阅读或聆听，虽说也能让我们"自以为看明白或听明白了"，但是并不会形成可以在日后任意提取的记忆。这就如同走马观花一般，得到的只是再也想不起细节的浮光掠影。

如果我们打算之后将信息传达给别人，那么自然就会有意识地去提取要点并将之存入大脑。这样一来，这些要点的记忆片段就会成为引子，帮助我们回想起文章或讲话的全部内容。我认为那些能说会道的人，以及总能找到很多话题的人，其实不仅仅是很懂说话的技巧，他们应该也是经常带着这样的意识去阅读文章或者和别人交谈的。

相反，很少与人交流的人，必然也没什么机会能一边想"我之后要和××说这件事"一边接触信息。这样一来，当偶尔出现必须要集中注意力获取信息的情况时，他们就完全做不到了。为了让他们重新获取这种能力，在我门诊的锻炼项目中，我会事先告诉患者"请回想之前出现的词语，并使用它们来讲述"，然后再让患者抄写或朗读报纸的专栏文章。

当然，与家人一起尝试做这种大脑训练也是一个不错的主意。

将信息保存在大脑中

接下来，让我们更具体地考虑一下为了以后能够轻松回想起看过或听过的信息，我们要有意识地进行哪些训练。

首先我们需要做的，就是尽可能长时间地将这些信息保存在大脑中。虽然说是"长"时间，但是几秒钟也是没问题的。我们可以在脑子里复述这些信息，也可以念叨出声。抄写报纸专栏之所以有效，就是因为它自然而然地创造了这样的机会。因为仅仅是默读的话，信息会慢慢地流失，但是如果要抄写，则必须对信息进行一定程度的总结，并将总结好的句子暂时保存在大脑中。这时，我们就可能会不由自主地一遍念叨一边写字了。拥有这一系列的过程，就是"抄写"成为大脑锻炼活动的最重要的原因。

另外，使用电脑或其他文字处理设备来"抄写"也可以，但手写作为大脑训练会更为有效，因为它花费的时间更长。

解读信息，捕捉其中的印象

要想将信息转化为可用的记忆，下一步必须要做的就是自己去解读信息。不理解其含义的信息，无论在大脑中保存多久，都无法融入认知系统，成为可以任意提取的记忆。这样的记忆，如果我们日后能够重新学习并理解其含义的话，也会记得很牢，所以也不能说它们毫无用处。但是相较而言，在记忆的过程中就通过解读来记住信息，效果会更好。

朗读之所以有效，原因之一就在于它会自动训练我们对信息的解读能力。

完全不理解其含义的文章也不是不能朗读，但很多时候我们会读得磕磕绊绊，或者在读的过程中突然就不知道读到哪儿了。但是，要想能够流畅地朗读，我们就必须尽量排除不认识的单词，并对所读内容有一个大致的印象。

因此，在我的门诊中，我们会要求患者先默读或抄写，然后再朗读。患者如果在默读或抄写的过程中建立起对文章的大致印象，那么他之后的朗读就会很流畅；如果没有建立起印象，那么朗读就会磕磕巴巴。这时，我们就会提醒他"请留心文章大致讲了什么内容"，然后再让他先默读、后朗读。坚持这样的训练，患者对大脑所捕捉的信息进行快速解读的能力就会得到提高。

另外，抄写和朗读还能让我们准确地捕捉到细节信息，这本身也有助于让我们对信息的印象更加具体，从而加深我们对信息的解读。这是因为，如果只是默读的话，我们可能会无意识地跳过某些单词[1]，但是要准确无误地抄

---

1 大脑会根据出现的词语预测接下来可能出现的词语。大脑的这种信息预测能力，容易让我们在熟悉的语言文本中跳过信息。这是大脑认知系统中的一种效率机制。

写或朗读的话，我们就必须看清所有单词。如果有读者在阅读时觉得文章好像只过眼不进脑，不妨试试这样做，也许会有效果。

顺便提一下，我曾研究过人每天需要说多少个单词才能维持语言表达能力，结果是至少需要 1000 个。而朗读一篇报纸专栏文章，所说出的单词量约是该数字的一半。

为什么要写报告

前面关于我的门诊所进行的大脑训练说得有点多了。不过，人们想要输入大脑的信息并不一定只有看到或听到的信息，还有不仅通过视觉、听觉，还通过触觉、味觉和嗅觉捕捉到的信息的综合体，而且后者的情况要更多。换句话说，我们想要输入大脑的，往往是在亲身体验的过程中充分利用五感所捕捉到的多元化信息。

要让这些信息成为可用的记忆，首先我们在获取信息的时候就要考虑到信息的输出，这一点很重要。比如，有一些领导经常要求员工写报告。他们这样做可能不仅是为了管理员工的行动，还因为这种方法能有效地让员工把当天的工作经历和心得输入到大脑中。

另外，开完会以后，我们也可以用自己的方式总结一下会议内容，最好能写下来，哪怕只是简单地写一写。这有助于我们将从会议上获取的信息转化为可用的记忆。如果有机会向领导汇报或与同事核对，效果会更好。即使有现成的会议摘要等材料，让我们看完以后也能了解概况，但那不过是别人脑子里的文字。要想把别人的知识变成自己的知识，我们就需要通过书写或谈论来自己创造输出信息的机会。

如果只考虑效率的话，可能有人觉得与其写这种东西（无论是自己写还是让别人写），还不如多完成点工作（无论是自己完成还是让别人完成）。但是如果一直这样下去，我们每天接触的信息就会慢慢流失，人也就变得健忘了。

一边看电视节目，一边记笔记

不仅限于工作，在个人生活中，我们也要不断寻找并善于发现身边有哪些事可以成为谈论的话题。这样也能增加可用记忆，提高有意识地获取信息的能力。

例如，即便是看简单的健康养生类的电视节目，如果我们只是单纯地看完，或许也能得到一时的满足，但是如果我们考虑到信息的输出，心里想着"稍后要把这些信息分享给爸爸"，从而一边看一边记下要点，那么这些知识就会成为日后能够轻松提取的记忆。

下班回家的路上也是，不要无所事事地在车上发呆，而是环顾四周，看看有没有什么新鲜事能和家人分享，或者有没有什么对工作有用的信息。这样做不仅可以增加有意识地向大脑输入信息的机会，还能强化大脑的感知能力。

这里再次强调一下，无论是想要增加可用的记忆，还是想要提高有意识地向大脑输入信息的能力，我们都要先创造输出的机会，这必然有用的。

认真写博客

从这个意义上来说，写博客也是一个对大脑有益的好习惯。特别是对于那些很少有机会与别人交谈的人来说，这将是一个很宝贵的锻炼大脑的机会。

要想让别人也能阅读你的博客，那么它就不能仅仅是文字的罗列，而必须是有一定条理的文章。要想写出这样的文章，则必然需要大脑切切实实地处理信息。如果再认真一点，花点心思在"怎么写才能让人们更容易理解这句话呢？""怎么润色一下才能让这里读起来更有趣呢？"之类的问题上，那么效果会更好。原本放任自流就会慢慢消散的记忆，就这样被整理、被深刻地解读，以及被印刻在大脑中了。

我有时也会读一些博客。即使是由非专业人士撰写的文章，也常常令我赞叹不已，因为他们总是能恰当地穿插例子和比喻，同时还能精巧地做出总结。其实，像这样丰富自己的表达，被认为是大脑更高层次的活动，在下一章中我会介绍与此相关的习惯。

下面，我来总结一下本章的要点。

- 要想增加可用的记忆，重要的是在获取信息时就要考虑到信息的输出。
- 为了增加输出信息的机会，要灵活利用报告和博客。
- 对于很少有机会与别人交谈的人来说，抄写和朗读是有效的大脑训练。

也不是非得写报告或博客，这只是众多形式中的一种，与家人或朋友聊天也没什么问题。只要确保自己有机会输出丰富的内容，那么大脑获取和解读信息的能力就会得到提高。

第 9 章

习惯 9：提高语言表达能力

用笔记、照片等线索组织较长的语言表达

通过提问来引导语言表达

我的儿子已经上高中了,但是妻子仍然每天晚上都坚持听儿子讲述各种事情,这让我很是佩服。

在睡觉前听孩子说话,或许不是什么新奇的事情,但妻子不光是听,还会表现出兴趣,随声说道:"啊,真有意思。"或者提出问题,比如"那个朋友是什么样的人?""后来怎么样了?"这样一来,孩子就会在不知不觉中说出相当长的话。

"较长的语言表达"其实是一种大脑训练,能够锻炼大脑组织思考并进行系统化的能力。虽然育儿和脑功能衰退的治疗行为不能混为一谈,但是我也会给大脑功能衰退的患者做类似的训练。

例如,不少患者并非完全丧失语言表达能力,他们在谈及工作时明明还能流畅自如,但是谈到工作以外的话题时却连话都说不利索了。对于这样的人来说,关于工作的语言表达因为每天都要做,所以已经形成固定的语言组织模式了,说话时就像按下了录音机的播放键,话自然而然地就出来了。但是,他们使用额叶组织新的语言表达的能力下降了,所以一旦谈论不熟悉的话题,就只能输出短句子了。另外一种情况就是,虽然组织好了新的语言表达,但由于他们在大脑中暂时记忆这些语言表达的能力下降了,所以在说话过程中忘记了先前想好的内容。

对于这样的患者,我会像这样提问。

"上周日有做什么事吗?"

"呃……那天我在涩谷。"

"去那做什么了呢?"

"我去……购物。"

"一个人去的?"

"不是,呃……我妻子陪我去的。"

"夫妻感情真不错。那你们买完东西就回家了吗?"

"不是,那个……啊,是吃完晚饭回家的。"

"现在你能把刚才说的内容总结一下,然后一次性说出来吗？"

在这样的引导下，患者虽然还是会在思考时下意识地发出"呃""啊"等语气词，但是也会努力组织出一些较长的语言表达。在"呃""啊"中挣扎的这段时间很重要：努力克服它的过程，就是一种锻炼大脑系统化能力的训练。如果不付出这样的努力，只使用固定的语言组织模式，或者只和关系好、默契足、只用"喂、那个"这类指示代词就能沟通的人说话，那么你就会发现，人居然能这么容易就丧失语言表达的能力。

当患者能够组织出上面那种水平的语言表达后，下一步就是要求他们说出更长的表达了。因为不能涉及他人隐私，所以我能问的问题也有限，这时我就会扩展一下话题的范围。比如，当患者提到他去看了电影时，我就会问一些更宽泛的问题，比如"那部电影是在哪儿拍的？讲的是什么故事？""斯卡拉电影院啊，从××站过去要怎么走呢？"之类的。

这种基于个人经历的表达，只要愿意，任何人都可以做得到，患者只是不习惯谈论这些。因此，这样来训练他们组织自己的语言和记忆是最合适不过的。

交谈中的积极反馈利于构建神经元网络

在与患者交谈时，我会一边听他们说话，一边记笔记。此外，我还时不时地点点头、换个表情，或者说"我觉得你刚才说的话很有趣"，以鼓励他们继续说下去。这其实是一个信号，表明"我对你说的话很感兴趣"。

大脑的性质简单来说，就是当你尝试做一些新鲜事的时候，大脑中的神经元会伸出它们名为"树突"的手，试图与其他神经元建立网络。对于大脑来说，建立这种新的联系并非易事，但是如果它知道这件事能给自己带来好的结果，或者有这种可能性，那么这个网络的搭建就会变得轻松一些。

所谓"好的结果"，当然可以是工作上获得成功或者是赚到钱了，但是只要有人对你说的话感兴趣或者乐于听你说话，那也足够好了。请大家记住，恰到好处的应和及点头可以促进对方大脑中神经元网络的建立。

其实，由患者身边的人在日常生活中给他们做这种训练，要比由我来做的效果好得多。能说会道的人身边，往往都存在善于鼓励他人说话的人。

正如我经常对陪诊的人说的那样，如果发现你的下属或家人在较长的语言表达上存在困难，那么请好好地向他们提问。

另外，发现自己在语言表达上变得困难的人，即使是面对很有默契、只说单词就能沟通的人，也请认真组织语言并完整地进行表达，这样才能锻炼大脑额叶系统化的能力。

用书写训练大脑的语言表达能力

然而，并不是所有人都能得到身边人的帮助。对于没有这种条件的人，我的建议是养成"先把要说的内容大致写下来，然后再发言"的习惯。

请回想一下你见过的婚礼致辞时的情景。我想大多数人会在口袋里放一张演讲稿，不过应该很少有人会把要说的话全都写下来。纸上通常只会写下关键词，或者像"各位亲朋好友……""在我们××同好会，××君……"这样，只写句子的开头。只要致辞人在婚礼现场没有过分紧张，那么他看着这个演讲稿，总能想办法完成五分钟的演讲，哪怕他平时并不会讲这么久的话。这张演讲稿，就是他为自己的发言所创造的"导航"。

事实上，要想对于不熟悉的话题进行较长的语言表达，像这样的演讲是非常好的训练。如果你每天都做这样的训练，那么即使没有演讲稿，大脑中也会自动浮现关键词，从而能说出较长的语言表达。

这里说的演讲训练，并不是说让你真的像在婚礼现场那样站在台上演讲。只要在每天的对话中找机会做一次这种训练，那么就是有效果的。

例如，看电视时把看到的信息写下来，等家人回家后与其谈论这些信息；将从别人那里听到或者学到的东西，总结成要点写到笔记里，然后和同事吃饭时边看笔记边和他们聊这些话题……坚持这样做一个月，大脑的语言表达能力就会大幅提升。

用大脑中的画面进行语言表达

以问答的形式交谈、边看笔记边组织表达，都是以语言为线索来提取记忆的系统化过程。不过，人在进行较长的语言表达时，能够成为线索的可不只有语言，有时还有视觉印象。

有些小说家和演员能把自己从未见过的风景也讲述得绘声绘色，这类人擅长的就是这种能力——他们在讲述时，能够一边在脑海中持续地想象相关的画面，一边扩充自己的语言表达。比如，在小说《雪国》的开头，川端康成就使用这种能力写出了下面的文字。

穿过漫长的县界隧道后，就是雪国了。夜幕的底边已然变白，火车在信号站旁停了下来。一位姑娘从岛村斜对面的座位站起身走过来，打开了他前面的玻璃窗。冰雪的寒气涌进车厢。姑娘使劲儿将身体探出窗外，似乎向着很远的地方喊道："站长——站长——"。

一个手里提着灯的男人踏着雪缓缓地走过来。他的围巾一直裹到鼻子上方，皮帽的帽耳也被放下来垂在耳边。

"已经这么冷了吗？"岛村心里想着，抬头望向远方。只见山脚下凄凉地散落着几座木板房，似乎是铁路员工的宿舍。雪色还未到达那里，便被黑暗吞没了。

（川端康成《雪国》节选）

你可能会认为，表达能力的好坏确实因人而异，但任何人都可以做到一边持续地想象画面，一边说话或书写。其实不然。在我的门诊中，有不少患者存在这方面的问题。有些人确实是无法做到这一点，但大多数情况，是患者已经养成了不这样做的习惯。

对于这类人而言，即使是听别人说话，他们也常常无法想象出相应的画面，只能生硬地把听到的每一个字都塞进脑子里，结果反而更加记不住了。

例如，对于刚才那部小说的开头，在阅读时头脑里想象出"穿过黑暗的隧道后，视野突然变得开阔起来，一片白茫茫的世界也随之映入眼帘"的画面，与干巴巴地只阅读文字相比，日后你能回想起来的单词数量肯定是不一样的；而且如果能一边回忆一边重现之前的画面，甚至还可以在一定程度上像小说那样做出丰富的表达。反观那些无法想象画面的人，回想起三四个单词就已经很吃力了。

利用照片来锻炼语言表达的技巧

对于很难做到一边想象画面一边表达的人，或者已经习惯不这样做的人，我建议做这样的训练：先自己拍好照片，然后一边给他人展示照片，一边进行语言表达。

在我的门诊中，我有时会给患者布置一些家庭作业，比如"请向他人说明来这家医院的路线。为了让他们更容易理解，在说明之前请先拍好照片"。

这样一来，那些不习惯于一边想象一边表达的人，通常只会拍摄写着"北品川"的车站指示牌，或者写着"第三北品川医院"的标牌。他们似乎觉得只有"文字"才是信息。但是，只靠这两张照片是无法简单易懂地向别人传达如何才能到达医院的。

我希望患者拍摄的照片能告诉别人从车站的检票口出来后有什么风景、在哪里可以转弯、从人行天桥上看向医院的视角是什么样的，等等。如果患者不用别人告诉，也能自觉拍摄这样的照片，并根据这些照片向别人讲述路线，那么慢慢地，他自然就能够一边想象画面一边表达了。

当然，这个训练并非只能用"路线说明"来做。拍摄身边的独特风景后和别人讲解自己居住的区域，拍摄旅途中见到的美丽风景后和别人讲述旅途中的见闻……这些训练都是很有趣的。

如今，能够当场查看所拍照片效果的数码设备已经不那么昂贵了，手机也普遍带有相机功能，请尽情使用它们吧。

在本章中，我详细讲解了如何恢复大脑进行"较长的语言表达"的能力。其方法有以下 3 个。

- 以回答问题的形式延长表达（身边人的协助很重要）
- 提前准备好笔记，按照关键词长时间讲述不熟悉的话题
- 拍摄照片，通过展示照片扩充自己的表达

提问、笔记和照片都是辅助工具，当大脑不借助这些工具也能做到同样的事时，人的语言表达能力就非常理想了。

下一章的内容，能够帮大家确认大脑的"较长的语言表达"能力是否已达到理想状态。

第 10 章

习惯 10：丰富语言表达

在表达时多用比喻，并懂得换位思考

你能扩充自己的表达吗？

丰富自己的语言表达对改善大脑功能非常有效。任何事物都具有多面性，可以从不同的角度去观察和说明。意识到这一点，我们就可以通过设想问题、在脑海中列出关键词、想象画面等方式来丰富自己的表达。这时，创建适合自己的"导航"只是手段，更重要的还是要自主地构建思维和扩充表达。例如，请试着就以下话题进行较长的语言表达。

- 本地的特产，或者自己喜欢的地方菜
- 过去 10 年自己的变化
- 自己学生时期的上学路线

A、B、C 这三个话题，是任何人都能讲出内容的话题。不过，经常去谈这些话题的人并不多。因此，如果突然被要求就此长谈，恐怕会有不少人会发觉自己对不熟悉的话题，已经难以进行较长的语言表达了。

"较长的语言表达"实践

对于 A 话题，设想问题的方式应该是有效的。想一想，完全不知道本地特产或地方菜的人都想知道哪些事呢？

"那是什么味道的？""看起来怎么样？""大概卖多少钱？""为什么它能成为当地的特产？"

诸如此类的问题，我们可以自己先思考一下。然后再想一想，如果自己被问了这些问题会怎么回答，最后将答案组织成语言就可以了。即使没有别人提问，也能在脑海中浮现这些内容，并以此丰富自己的表达就是理想的状态。

对于 B 话题，有效的方式应该是写笔记。首先，我们可以逐一列举这 10 年间发生的事，以及各种各样的事给自己带来的变化。

比如升学就职、结婚生子、伤病入院，或者社会层面的事，像计算机和手机的普及、日本经济的变化，等等。

想一想这些事给自己带来了哪些成长和生活方式上的转变，试着把它们大致写下来。然后，从中挑选出比较重要的话题，以简单易懂的方式按顺序总结成笔记。只要循着这个笔记，我们就能做出通俗易懂、条理清晰的表达了。如果没有笔记也能做到同样的事，那就更好了。

讲述 C 话题的时候，最好能在脑海中逐一浮现画面，例如青少年时的画面，或者是在东京上大学时的画面。当时自己住在什么样的街道，早晨打开家门后看到什么样的风景，途中会路过什么样的建筑……就像一边展示照片一边说明那样，试着在脑海中一一浮现画面，然后向别人讲述。这样一来，我们的语言表达自然会变得丰富。

语言表达中的换位思考

除了丰富自己的语言表达以外，还有一个需要注意的问题，那就是"在表达时要懂得换位思考"。我们要时刻留意自己的话是否真的被对方所理解。有的人会觉得"如果讲不通，一定是妻子的错""不是我没说明白，是领导理解有问题"……这种糟糕的固执，背后可能隐藏了大脑功能上的问题，即额叶功能衰退让人难以应对事态的变化。

在交流时，有时对方会无法理解我们的话，在语言表达中意识到"换位思考"，则可以解决这一问题。例如，去思考"无法理解我们语言表达的人，他们能理解什么样的表达形式""对方无法理解的原因是什么"。语言表达中的"换位思考"，其重点在于养成下面的习惯，即当我们表达的意思无法传达到对方时，要在分析对方的基础上，换一种对方更易听懂的表达方式。跳出自己的思维模式的换位思考，也是一种对大脑额叶功能的有效训练。

尝试换位思考

意思难以被传达的原因之一，可能是双方思考时的立场不同。即使是看同一个物件，从这边看和从那边看自然会有不同之处。此时，如果双方都只站在自己那边看这个物件，而不考虑对方的视角，那么对话就难以在同一个频道上。同样，在讨论同一个问题时，如果双方都只站在自己的角度看问题，就很难理解对方。在这种情况下，请试着走到对方那一边去看一看。

然后我们就会明白："原来如此，他是从这个角度来看的，所以才会那么想。"一旦我们明白了这一点，就应该让对方知道你曾试过从他的那个角度考虑问题。这时，对方的态度也会发生转变。

接下来，就轮到把对方带到自己所站的这一边了。我们可以和对方详细解释自己是从哪个角度看问题的，让对方去体会"从这个角度来看情况是这样的"。如果不这样解释的话，对话常常无法继续下去。

尽量不用专业术语

意思难以被传达的原因，还可能在于双方所掌握的词汇和经验并不相同。

当我在讲座等场合中谈及大脑时，首先要注意的就是尽量不使用专业术语。即使不得不用，我也会把它们掰开了揉碎了去讲，好让听众能听明白。

例如，当我想说"人类拥有稳态，所以颅内压也会……"这句话时，马上就会想到"不对，等等，会场里的爷爷奶奶们能听懂'稳态'这个词吗？"因此，我会立刻将说辞换为"正如人类的体温通常会维持在一个稳定的范围内，这种特性就叫作稳态。大家可以将其理解为人类能够自我调节，尽量将身体维持在一个相对稳定的状态。因此，大脑内部的压力原本就……"。

当然，如果讲座的听众是医学院的学生，比起这种拐弯抹角的说法，肯定还是直接使用"稳态"一词更为简便易懂。我们并不需要一味地使用平易近人的说法，而是应该预想对方所掌握的词汇，随机应变地转换自己的说话方式。

此外，根据临床经验我会认为一些事情理所当然，但别人可能完全无法理解，所以给他们讲解时我必须要从头说起。因此，结合对方所具备的经验来说话也很重要，我们要有这样的意识。

爱用比喻的人很难出现认知功能障碍

除了前面那几点，我还希望大家能够记住一个有效的习惯，那就是"在语言表达时多用比喻"。可能有人会不以为意，但使用比喻会涉及大脑的所有高级功能，而且根据我在门诊的看诊经验，我也发现爱用比喻的人无论处于哪个年龄段，头脑都很聪明，让人觉得"这个人很难出现认知功能障碍"。

要想使用比喻，首先就必须能用自己的方式解读信息。因此，爱用比喻的人不会让信息在大脑中一闪而过，而是会有意识地获取信息并进行深度解读。

其次，必须懂得换位思考，才能做出恰当的比喻。正是因为觉得"就这样枯燥地说明，对方可能听不懂"，所以才会使用比喻。

再次，实际使用比喻时，我们还必须能够预想对方所掌握的词汇和经验。假如我在这本书中只从理论层面进行讲解，有些读者就会觉得"哎呀，我这是在读学校的教科书吗？"但是如果我在讲解时穿插一些比喻，比如"以足球比赛来类比的话"，那么读者或许会更容易理解一些。

日常能做到这一点的人，应该是词汇量和记忆都很丰富、时刻懂得换位思考并且能说会道的人。另外，在致力于使用比喻来丰富自己的表达时，上述的这些能力又会得到进一步的发展。

下面,我来总结一下本章的要点。

- 一些训练模式可以有效帮助我们丰富自己的表达(设想问题、列出关键词和想象画面)。
- 不要认为意思难以传达都是对方的错,要懂得换位思考。
- 尝试在表达时使用比喻,能够全面锻炼我们的大脑。

"习惯9"和"习惯10"所介绍的内容,实际上直接关系到社会性的提升。

有人说话时总爱用只有亲近之人才能听懂的"这个"和"那个",还有的人总是认为自己才是对的,周围的人不理解自己都是他们的错。这样的人在社会中难免会变得孤立无援。

大家不妨先去问问自己周围的人:"我说的内容好理解吗?""刚才我说的话有什么听不懂的地方吗?"因为即使他们觉得很难听懂,也不会主动告诉你。就算你没有真的去问，拥有这种态度对于提高你的社会性也是非常重要的。

第 11 章

习惯 11：吃出健康大脑

"适当运动"和"饭吃八分饱"对大脑也有益处

生活习惯病与大脑

本章所介绍的内容,与生活习惯病的预防和改善,也就是人们普遍认为的维持身体健康所必须的注意事项有重合。这些事项很重要,我会按照自己的习惯把要点讲解得通俗易懂,但同时,这部分内容也过于老生常谈,所以大家直接跳过本章也没什么问题。一旦患上生活习惯病,大脑也会出现问题。请记住,要想避免生活习惯病,预防肥胖至关重要。

注意饭吃八分饱,并不是说一定不能多吃。如果接下来你要做大量的工作,那肯定是吃得饱饱的才好。如果营养不良乃至发生低血糖,那么大脑也会变得无法正常工作。问题在于,身体不怎么活动时的进食,以及进食太多导致摄入能量远远超过消耗能量时的情况。

肥胖本身就会增加身体的负担,而且运动量也会随之降低,进而导致代谢变慢。另外,没有被消耗的糖和脂肪等能量来源也会残留在身体里，造成各种负面影响，比如很容易患上糖尿病和高脂血症等生活习惯病。而这些负面影响，当然也会波及大脑。

高血压会降低大脑功能

这里我以血压为例来说明，大家可能比较好理解。例如，当人患上高脂血症以后，脂肪就会堆积在血管内部，导致血液流通不畅，进而引发高血压。大脑的能量来源只有氧气和葡萄糖，但是人一旦患上高血压，就很难从血液中得到充足的氧气和葡萄糖，从而无法长时间思考或控制情绪。可能有的人会认为，血压低暂且不说，血压高的话，不是应该能获得更多的营养吗？其实并非如此。大家像下面这样想一想，就能理解其中缘由了。

水流很急的河里通常不会长青苔，因为无论水流有多大，青苔都无法从中获取营养。另外，如果河流有多条分支且水流湍急，那么水流将很难从较细的分支中流过。当人血压高时，大脑中也会出现同样的情况。实际上，在我的门诊中，长期治疗高血压后，认知功能障碍的症状也得到改善的患者并不少见。

另外，人一旦患上糖尿病，就会出现糖代谢异常。即便血液中含有葡萄糖，它也很难被人体所用。这本身就会给大脑造成负面影响不说，更可怕的是，没有被消耗掉的糖还会堵塞血管。当大脑发生末梢循环障碍时，由于新鲜血液无法被送至远端，所以细胞就会停止活动。最糟糕的情况则是细胞慢慢死亡，大脑产生器质性的损伤。即使是粗大的血管也会变得破烂不堪，容易引发脑梗死等问题。

重要的是先让身体活动起来

要说人为什么会得高脂血症、高血压或者糖尿病，这需要专业性很强的说明，这里只好遗憾略过。但毫无疑问的是，人在肥胖之后，患上生活习惯病的可能性会显著提高。因此，在刚开始有点苗头的阶段就消除这个隐患是最好不过的。

要想预防肥胖，我们在生活中就不能让多余的糖和脂肪留在血液中。也就是说，我们必须要让能量的需求和供给长期保持在平衡状态。

首先，我们要考虑产生需求，因为如果没有更多的需求，那么减少供给也无济于事。产生能量的需求，其实就是让身体活动起来。当我们适当地运动时，体内的糖和脂肪会被燃烧，特别是运动时最常用的部位，血管也会变得发达。血管发达以后，能量的供给会更加容易，所以活动身体也变得更加轻松，相应的代谢也会变快。

相反，在生活中总也不活动身体的人，血管就会退化，代谢也会越来越慢。这样一来，身体就会慢慢变成糖和脂肪容易囤积的体质。

随着信息化技术的普及，一整天都要在计算机前伏案工作的人越来越多。这类人在注意饮食之前，也要留心适当运动。无论是散步还是慢跑都很不错,麻利地做做家务也能让身体活动起来。

吃不胖的小窍门

其次,我们再来考虑供给方面的问题,控制食物的摄入量也很重要。

大家最好能够大致掌握各种活动所消耗的能量和每日餐食的热量(卡路里数),养成控制热量的习惯。觉得这样做很麻烦的人,每当产生想要再吃一点的念头时,请一定要想起"饭吃八分饱"这句话。

饱腹感的出现是有一些延迟的,因此当我们还想再吃一点的时候,如果真的吃了,往往就会吃多了。特别是从壮年期向初老期过渡的这段时间,人的活动量相比年轻时少了不少,但是饭量却容易与以往相同,这种情况需要注意。

除了饭量以外，我们还要适当地考虑进食的时间段。是不是也有人认为在晚上暴饮暴食是理所当然的？人在晚饭到睡前这个时间段摄入的能量来源几乎不会被消耗，所以这是肥胖的直接原因。当然，偶尔在晚上和朋友们一起大吃大喝以缓解压力也不是不行，但每天都有这种习惯的人，还是小心为妙。

原则上来说，早餐要吃好，为上午的活动提供能量来源；午餐要根据下午的活动调整饭量；晚餐的饭量则应刚好能让自己在睡觉之前不会感到饿，同时注重营养均衡。这样的饮食生活是最好的。

下面，我来总结一下本章的要点。

- 一旦患上生活习惯病，其负面影响也会波及大脑。预防肥胖最重要。
- 要考虑能量的供需平衡，牢记适当运动和吃八分饱。

重要的是先让身体活动起来。我们在吃饭的时候要意识到，自己进食是为了给身体补充能量来源。虽然通过进食获得幸福感也很重要，但不能追求量。享受美食时亦要懂得节制。

第 12 章

习惯 12：大脑健康检查

定期接受影像学检查，确认大脑状态

利用 MR 诊断大脑的剖面图

本书内容主要针对"明明没有发现器质性异常,但部分脑功能下降,或因大脑使用不当而无法顺利工作"的状态提出一些有效的习惯建议。当然,器质性问题也很重要。在我的门诊中,如果有必要,我会先根据影像学检查仔细地确认大脑的硬件功能是否有异常,然后才会在此基础上诊断大脑的软件功能。对于患者来说,定期接受脑部影像学检查也有益处:检查结果既直观易懂,又能指导患者改善生活状态。关于这两点,下面我将以目前较为普及且被认为有效性高的 MR 检查为中心来详细解释。

所谓 MR(Magnetic Resonance,磁共振),是指让患者进入特殊的装置中,拍摄其身体剖面图的检查。该检查通过利用磁力和无线电波捕捉人体内的氢原子,甚至可以详细地、结构性地掌握大脑的形态。由 X 射线发展而来的 CT(Computed Tomography,计算机体层成像)检查也能拍摄大脑的剖面图，但是其成像结果不如MR那么清晰和详尽。另外，被称为MRA（Magnetic Resonance Angiography，磁共振血管成像）的检查，连血管的状态都能看得一清二楚。

让患者做脑部MR检查的初衷，是尽早发现脑梗死或动脉硬化等疾病的病灶。一个人突然大脑空白说不出话来，或者无法长时间思考的原因，不仅限于本书前面提到的习惯问题。即使没有疼痛等自觉症状，脑部疾病也可能正在发展。在这些疾病恶化之前早一步发现它们，是我建议患者定期接受影像学检查的首要原因。

大脑功能可以体现在形态上

第二个原因是，当患者进行MR检查后，我就可以了解其大脑的形态。大脑和肌肉一样，常用部位的组织会保持不变，不常用部位的组织则会变薄。也就是说，通过观察患者的大脑形态，对于这个人通常不使用哪些大脑功能，我可以得到一些参考信息。

例如，经常听错话的患者在接受影像学检查后，成像结果可能会显示他的颞叶很薄，甚至薄到看不太清的程度。颞叶主要负责将耳朵捕捉到的信息送往额叶。这部分很薄的话，就可以推测患者平时可能很少与人交谈，或者容易听不进别人的话，经常贸然行事后再以失败告终。

或者，如果我问顶叶很薄的人"你是否经常迷路""房间里会很乱吗"之类的问题，回答通常是肯定的。顶叶是控制空间认知和感觉信息的大脑部位。无法很好地捕捉空间信息，或者无法充分地接收手脚所接触的信息时，人就会容易迷路，或者不知道把什么东西放在了哪里。因此，我也可以推测患者会经常陷入这种状态。

以此为线索，再通过听力检查和脑功能检查，我就可以判断这位患者需要什么样的锻炼。

但是，希望大家不要误解，大脑的某个部位很薄，并不等于该部位一定产生了功能衰退。有时是因为大脑本身就存在个体差异，有时即使薄的部位没有很好地发挥其应有的功能，也可能是患者本身的个性使然。因此，这方面的判断并非那么简单。但是，当患者因为重复同样的失败而感到困扰时，将影像学检查作为调查其原因的一个手段来使用还是很有效的。

脑血管是否有问题

另外，即使不知道大脑的形态，通过MRA诊断血管的状态，我也能推测出正在衰退的脑功能，以及患者平时不怎么使用的大脑部位。

大脑的常用部位应该有充足的氧气和葡萄糖供应，因此血管也必定发达；相反，不常使用的部位，因为不需要向其提供大量的氧气和葡萄糖，所以血管也会退化。通过检查这一点，我就可以确认该患者不擅长做的事情，以及平时不会做的事情。

但是，我也不能直接判断是因为没有使用某些脑功能，所以该部位的血管才退化了。也有可能是出于某种原因，血管先出现了退化，从而导致该部位的大脑功能难以活跃起来。

例如，因为大脑的重要部位存在血管畸形，所以血液难以在其周围流通，从而导致患者记忆力差、语言表达不顺畅的例子在现实中时有发生。对于这样的患者来说，无论怎么锻炼，都很难改善病情。与其做无用功，不如先认识到自己的大脑中存在这样的问题，然后养成一些习惯来弥补难以发挥作用的大脑功能，比如尽可能多地将信息写在笔记上，这样会更有效。

另外，如果患者存在血管狭窄等问题，那么在治疗血管狭窄的同时，也要让他们进行锻炼，以便能够像过去那样正常使用大脑功能，否则就无法从根本上解决问题。通过 MRA 获得的信息有时就是像这样被派上用场的。

结合PET检查，提高精度

对于脑功能检查，除了MR以外，PET（Positron Emission Tomography，正电子发射体层成像）检查也可以精准识别出现问题的大脑功能（PET作为一种发现脑血管疾病、阿尔茨海默病、癫痫病灶等的检查方法，受到了越来越多的关注，但可能尚未普及，我的门诊目前也没有引进）。

脑部PET检查通过使用特殊的探测器和药物检查大脑内部的代谢情况，可以发现血流有问题或细胞活动性低的部位，因此与MR检查结合使用的话，可以帮助我们更准确地掌握大脑的状态。

关于本章要点，大家只要记住下面这一点就好。

通过影像学检查不仅可以发现大脑疾病，还能了解哪些大脑功能出现了问题

另外，利用MR诊断大脑和血管的形态，并以此为参

考指导患者如何使用大脑和锻炼大脑，是我经过多年的研究，做起来比较有自信的一种方法，并不是每家医院都会这样做。有兴趣的人请到我的门诊来。当然，定期接受影像学检查对尽早发现脑部疾病也很有帮助，如果附近的医院能进行这类检查，还请大家积极利用。

第 13 章

习惯 13：大脑的自我管理

写"失败笔记"
重视批评你的人

失败是大脑发出的警示

认识到自己大脑出现问题的最佳方法，是分析自己的失败。特别是反复出现的失败，这正是错误用脑及大脑功能下降的表现。

要想分析失败、为改善问题提供方向，首先就必须要记录失败。只记录失败，其实是一件很不愉快的事情，所以我们可以像写日记那样记叙，最后再逐条总结自己经历的失败就好了。

没有记录下来的失败，我们肯定会忘记。或许有人会反驳说："没那回事，正因为是失败的经历，所以我肯定记忆深刻。"确实会有这种情况，但前提是这个失败让我们遭受重创，不得不有意识地去做些什么。除此之外，其他的小失败基本很快就会被忘记。

然而，正是在这些小失败中，蕴含着能让我们对重大失败防患于未然的警示。

例如，经常有人不止一次地把伞落在地铁里。当这种情况再次发生时，这类人会提前想到"之前我也把伞落在地铁里了，这次一定要注意"吗？在他们意识到"啊，伞又忘拿了"之前，恐怕早就把这件事完全忘记了。再次弄丢伞的那种懊悔心情所形成的记忆，也会在数日后消失，导致下次还会丢伞。因为这是无意识行为的结果，所以除非他们能在某个节点意识到这一点，否则就没有机会改变这种行为，只能一次又一次地重复同样的失败。

这些人把伞落在地铁上的原因，可能不仅仅是下车时的粗心大意。有不少人在放伞时，并不是先确认好座椅扶手的位置，然后再把伞仔细地挂上去，而是无意识地顺手一挂，因此当他们下车时就会完全不记得这回事。

经常出现这种失败的人，在日常生活中也会经历与之类似的失败。例如，不经意间把资料随手一放，之后再想使用这些资料的时候，却完全想不起把它们放哪儿了；或者，因为没有特意把当天要带的东西放在显眼的地方，所以出门时总是忘记带东西。

无法按需整理身边物品的人，往往也是连基础层面的思维都整理不好的人，所以当这类人被委以重任时，可能会反复出现同样的失败，比如陷入混乱，或是觉得时间不够用，无法按时完成工作等。

当他们忙于工作时，就更加懒得整理身边的物品了，伞之类的东西也在随手一放之后不知所终……

对于这些失败的发生，仅仅靠想，似乎很难厘清脉络，但只要把它们一起记录下来，很快就能发现自己行为中的某些倾向。

从小失败开始分析

当我们分析失败的时候，如果只着眼于重大失败，往往很难找到失败的原因。这是因为重大失败包含了各种各样的要素，反而让人容易把注意力集中在非本质性（但会引起情感共鸣）的问题上。相比之下，从日常中的小失败开始分析，会更容易找到本质性的问题。

例如，就前面的例子而言，"把伞落在地铁里"和"经常找不到资料"这两种失败之间，是否存在共同的用脑问题呢？如果我们尝试这样思考，就会发现"无意识地随手放东西"这个不好的习惯。

如果一个人经常无意识地随手放东西，说明他缺乏"有意识地整理物品"的习惯。整理身边的物品，其实是整理自己思维的直接体现。在分析失败的时候，我们就可以从这一点着手，看它是否是工作失败的根本原因。

在思考对策的时候，也可以从如何避免小失败开始思考。比如在挂伞或放置文件时，有意识地确认物品放置的位置——如果我们养成了这样的习惯，那么自然也会养成整理思维的习惯。

就像这样，将自己的诸多失败罗列在一起，从中找出共同的倾向，并养成能够避免较小失败的习惯。如此一来，在大多数情况下，我们自然也能避免较大的失败。

失败往往会发生在同一时间段

在记录失败时,如果我们把失败发生的时间段也记下来,效果会更好。因为这与大脑的节律有关,失败往往会发生在同一时间段。

例如,经常在下午4点左右因为粗心而接连犯错,经常在晚上10点左右给别人发送情绪化的信息并为此而感到后悔……如果能发现这类倾向,就更容易预防重大的失败。我们可以在相应的时间段里尽量不去做容易失败的事情,而是选择休息。如果非做不可,也要带着"我在这个时间段容易出错"的意识谨慎行动,这样也可以避免出现问题。

仅仅是自己意识到了这类倾向的存在,还不足以让我们真正地思考解决问题的对策。客观地记录信息,将信息可视化也是非常重要的。

记录来自他人的提醒

写"失败笔记"的习惯在管理大脑上非常有效。不过，坚持写这种笔记需要非常强大的意志力，可能很多人会觉得不太可行。对于这类人来说，只要总结一下别人指出的自己的问题点，也会有所改变。

在大多数情况下，一个人经常出现的失败或有问题的行为，周围的人往往比他自己更为了解。而且，没有人会因为一两次的小失败就指出他人的问题。正是因为这个人总是重复同样的失败，所以周围的人才会发觉不对，并指出问题。

被别人当面指出问题后，人难免会受到情绪的干扰，很难直接接受；但是如果把它们写下来，待自己冷静下来之后再回头看看，往往会发现那些问题确实是存在的。大家不妨试着用这种方式来发现自己的问题。如果能以此改善大脑的使用方式，那么就可以预防重大失败的发生。

下面，我来总结一下本章要点。

- 记录自己的失败，总结其中的倾向性，对于大脑的自我管理非常有效。
- 分析失败时，从较小的失败开始更容易找到原因。
- 除了记录和分析失败以外，另一个方法是通过分析他人对自己的提醒来寻找问题根源。

最后补充一点，在写"失败笔记"之前，周围有一些能批评自己、指出自己问题所在的人是非常重要的。如果在日常生活中没有人指出自己"稍微有点问题"，那么即使自己的用脑方式出现问题，也无从改变，最终变成一个"很有问题"的人。

在公司或家里，是否有人能指出你的问题？这些人经常指出的都是哪些问题？大家或许可以趁此机会确认一下。

第 14 章

习惯 14：提高创造力

灵感来源于无用之事
让活动多元化

创造力是大脑的综合能力

最近,创造力的重要性经常被提及。随着计算机、互联网和人工智能的普及,人脑已经从枯燥乏味的记忆任务与琐事中解放出来。从今往后,人的优势就在于将大脑的力量投入到创造性的工作中。这个大趋势肯定是没有问题的,但是有一点需要注意,那就是创造力这种特殊的能力,并不是独立地存在于大脑中的。

创造力,或者说灵感、创造才能等,都是大脑的综合能力。它包含了有意识地获取信息的能力、提取记忆的能力、整理思维的能力、组合信息的能力、将组合好的信息清晰地表达出来的能力,等等。将这些能力都锻炼到一定水平,人才会开始拥有创造力。

此外,要想不断地产生好的创意,还必须努力增加知识和词汇量。在这一方面,仅仅靠读书或者听他人讲解是远远不够的,这仅仅是输入,还要像"这些信息能用到这次的策划方案中吗""这个话题下次要和××聊一聊"这样,在日常生活中激活自己的"信息雷达",不断地向大脑输入信息,同时也要输出信息才可以。要尽可能多地寻找这种输入/输出信息的机会。虽说现在通过互联网可以轻松地查到很多信息,但那终究是别人的知识。要想让这些知识成为自己可以使用的记忆,那么就必须记住它们,并且亲自对其做解读,以此来加深记忆。

在此,我想先给大家泼一盆冷水:简简单单就能提高大脑创造力的方法是不存在的。如今这个互联网时代,很多人喜欢找捷径,但我想让大家知道的是,这方面没有捷径,只有尽早开始脚踏实地去提升大脑的各项基本能力,最终才能提高自己的创造力。

在大家了解了这个前提后,我将介绍提升大脑创造力的方法,其要点可以概括为以下3点。

- 将思考的重心从"有什么用"转变为"对谁有用"。
- 将创意作为"信息的组合"来思考(创意并非凭空

产生）。

- 通过书写将信息输入大脑，一边总结一边思考。

这个创意对谁有用

提升创造力方法的第一个要点，既可以防止我们陷入主观的自以为是，又可以帮助大脑限定可选项的数量。

人的大脑无法在无穷无尽的可选项中进行有效的选择和判断，所以我们在思考时，首先就要在一定程度上缩小解决问题的目标，限定可选项的数量。

重视"对谁有用"，也就是清晰地界定出会因为这个创意而感到高兴的对象。在本书"习惯2"一章中，我曾介绍自己在演讲时，如果加上时间限制，并且事先了解听众的构成类别，那么思考演讲内容就会变得很容易。同样，这种方法在思考与商品和服务相关的创意时也很重要。

如果以"有什么用"为起点来思考，那么可选项就会无限扩展，变得一发不可收拾。其结果，大概率是只能想出照本宣科、千篇一律的策划方案，或是想出的策划方案偏离了主题。

容易陷入这种不良思考模式的人，可以试着养成在思考时想一想"这个创意是为了让哪些人高兴"的习惯。

随时随地发现线索

提升创造力方法的第二个要点，也就是将创意作为"信息的组合"来思考，并不是说让大家去拼凑他人的知识和创意。对于大脑来说，信息不仅限于用语言和数据表示出来的东西，还包括利用视觉、听觉、嗅觉、味觉和触觉这五种感官所捕捉到的一切事物。自然界的万事万物都是信息，还有一些不可见的抽象概念也是信息，比如传统、氛围、系统等。

例如，我们可以像这样组合信息来思考创意："在快餐店里将20世纪70年代的氛围与学校配餐服务结合起来,情况会怎么样?""将医生眼中理所当然的判断原则应用到商业中会如何?"……当然,也可以思考得更简单一点,比如"把这个商品和那个商品的特征组合在一起会怎么样?"现在的手机都有拍照功能,对此大家也都习以为常,但是最初想出这个创意的人,就是像这样提出了一个简单的想法,即"将一个商品与另一个商品的特征进行组合"。

这里的重点在于,思考创意并非从零开始,而是要在某处寻得线索,然后进行信息的组合。一个人的创造力,往往取决于他对信息组合方法的悟性,以及从他人视而不见之处获取意外信息的能力。当大家都着眼于用 X 轴和 Y 轴思考问题时,如果有人能将 Z 轴的信息也组合进去,那么就会产生了不起的创造性成果。

百思难有解，下笔易得意

提升创造力方法的第三个要点，其实是本书"习惯5"所介绍的内容的延伸。

大脑一次能够系统化的信息非常有限。为了克服这一弱点，输出信息，也就是书写是非常重要的。一边写一边用眼睛看，一边读一边用耳朵听，信息就像这样被反反复复地刻进大脑中。即便在思考的过程中忘记了一些信息，但是输出的信息都已经写在眼前了，所以只要看一眼就能再次回想起来。

在组合信息的时候，边想边写也是非常有效的方法。通过对信息的写写擦擦，或者将信息写到卡片上进行排列组合或替换，我们可以发现信息之间的关联性，以及它们在重要性上的差异。在一定程度上整理思路以后，就很容易将关联性信息合并为一，进行更深层的信息组合。这样一来，大脑便能超越"魔力之七"的处理上限，想出包含更多要素的巧妙创意。

其实在年轻的时候，大家都是这样思考的。只是随着大脑对环境和知识的适应，人会产生一种"自信"，逐渐失去一边书写一边思考的习惯，变为只在大脑中思考。这样虽然省时省力，但是往往难以产生好的创意。

扩大社交范围、活动多元化

如果要找出一种有效的习惯来强化上述的3个要点，那么我认为是"活动多元化"。

在各种各样的场合中，与不同年龄、不同职业的人交流，并在交流的过程中尝试换位思考——如果我们经常有这样的机会，那么就能更容易地掌握一些非常有用的信息，比如"为这个年龄层的人提供这种服务，他们会很高兴""这个行业中如果有这种系统的话会非常方便"，等等。

另外，让活动变得多元化，而非在同一行业从事单一活动，会更容易获得那些意想不到的"Z轴信息"。即便是那些看上去与本职工作毫不相关的信息，如果自己直觉上认为"这个信息似乎用得上"或者"原来还有这样的事情"，并将它们收集起来，那么在思考本职工作的创意时，就能一下子将这些信息与其他信息组合起来。创意丰富的人，往往就是在这方面十分机敏的人。另外，这类人在听讲或读书时，也会经常记笔记。

这种能力，并非努力工作就能磨炼出来。热心工作固然是好事，但与此同时，也要让自己的活动变得多元化，以便为大脑提供更加丰富的信息。

不过，活动多元化并不意味着要强迫自己去做那些自己不感兴趣的事情。只要能好好利用工作之外的时间就可以了。如果是自己感兴趣的活动，即便工作很忙，也要挤出时间，尽量坚持下去。有时，参与家人和朋友的兴趣爱好也是一个不错的选择。如果能在这一过程中重视人际交往，扩大自己的社交范围，那就更好了。

或许可以这样说，要想提高创造力，"尝试任何感兴趣的事"和"积极寻找人生乐趣并享受生活"非常重要。那些无论多大年纪都保持着创造力、思如泉涌的人,或许正是做到了这些。我们只要在自己力所能及的范围内不断接近这种状态,就已经很棒了。

本章所要介绍的提升创造力的要点,除了前面已经提过的3点以外,这里再补充1点。

- 让活动变得多元化,让人生多一些乐趣,积极地享受生活

用睡觉提炼思考

要想更轻松地产生创意,还有一个秘技,那就是本书"习惯3"中介绍的"充分利用睡眠的整理能力"。

如果我们在睡觉之前把信息保存在大脑中,或者更进一步,大致地思考一下创意,那么当我们睡着的时候,大

脑就会整理这些信息,第二天醒来时或许就会出现清晰的想法。这时,我们可以将这些想法写下来,白天正常工作,到了晚上再次储存信息,大致地思考一下,然后睡觉。如果我们一直保持这样的生活方式,就很容易产生构思精巧的创意。这是一种做了就能马上生效的方法,请大家一定要试一试。

第 15 章

习惯 15：提升动机

善意评价他人
勇于展示不完美的自己

动机是"油门",也是"刹车"

至此,本书主要以记忆力和注意力等大脑解决问题的能力(技术)和持续力(体力)为焦点,介绍了能够提高这些能力的习惯。不过,大脑还存一个重要的影响因素,那就是动机。动机既可以成为人类行动的"油门",又可以成为"刹车"。当动机高涨时,即便是面对困难的问题,人也能迎难而上;反之,当动机下降时,即便简单的问题,人也可能不愿意去解决。

动机的提升永无止境,需要在自我意志下采取行动并取得成果。但是,这里所说的行动不一定非得是具有重大社会意义的事情。

举个例子,当我们决定收拾房间,并按照自己的计划完成这一目标时,这种行动与成果便足以提升动机。说得更极端一点,有时甚至只要好好地把饭吃完,就能提升动机。人脑的状态并非一成不变,当人的动机低沉时,拿起筷子吃饭都很困难的情况并不少见。这时候，如果克服这种痛苦，强令自己坐到椅子上去吃饭，就能慢慢吃下去。这就是人按照大脑额叶的指令有意识地采取行动，并取得了好成果的过程。如果能够意识到自己每天做的这些看似不起眼的事情便足以激活动机，那么动机的提升就会变得更加容易。

然而，人们很难意识到自己每天都在像这样克服轻微的困难，因此周围人的评价就变得很重要了。

不管是多么小的事情，如果有人来评价，就能提升行动者的动机。当然，评价并非一味表扬，失败时的批评与鼓励同样重要。但是，如果身处既无表扬也无批评的环境中，大脑就会完全失去动机，停滞不前。对于提升动机而言，更需要的是一种能得到平衡性评价的环境，例如"失败的话会被父亲训斥，但能得到母亲的鼓励""虽然没有得到顾客的认可，但是领导对此评价还不错"，等等。

认同并赞扬微小的成长

在我的门诊中,如果遇到存在动机问题的患者,我会先给他们留作业,给他们创造采取行动的机会。因为人如果不行动,就不会产生成果,也就无法刺激大脑产生更强的动机。例如,我会让患者抄写报纸专栏的文章,然后让他们下次来就诊时带给我看。如此一来,患者就能去行动,并产生成果。等他们来就诊时,我会像下面这样给他们评价。

"这个是一个星期前抄写的文章,这个则是今天早上抄写的文章,你觉得有什么不一样吗?"

"啊……有什么不一样吗?"

"首先,字的大小变得稳定了。之前抄写那篇 800 字的专栏文章时,你应该中断过好几次吧?"

"是啊,当时无论如何都没法集中注意力,所以总是中断……"

"现在抄写的时候可以一气呵成了吧？这就能证明你的大脑的持续力，也就是体力提高了。大脑的信息输入、信息处理和信息输出的过程也应该更顺畅了。"

"您的意思是我已经有所好转了？"

"虽说是比较小的改善，但也是往好的方向发展了。一个月之前你刚来就诊的时候，可没法像现在这样流畅地谈话啊。"

"确实，现在已经很少出现那种话到嘴边却说不出来的情况了。"

"只要继续坚持，情况会更好。看看这个，这是你这一个月的作业量，这种训练对你是很有效的。"

人只要在自己每天有意识的行动中加入一些训练，就能提升大脑的功能。作为医生，我会评价患者的训练成果。这种评价能让患者本人意识到自己进步了多少，从而提升他们的动机。

即使我看不到质量上的进步，也会以数量为标准来评价患者的训练成果。实际上，对于那种完全失去动机的人来说，能做那么多事情本身就已经是很了不起的成果了。有时候，即使患者没有完成我留的作业，我也会表扬他们"能按时来就诊"之类的。

提升家人或下属的行动动机

前面提到的那些能够提升他人动机的方法，其实由他们身边的人，比如家人或领导来做效果会更好。例如，当一个人做了新菜时，仅仅是身边的人说了一句"好吃"，这个人的动机也会得到大幅提升。再比如，当下属自发地写了一份策划方案时，即使方案的内容多少有点问题，但如果领导对其表示了认可，那么也能提升下属的动机。

但是，如果身边的人认为"这些事情都是理所当然的"，那么行动者有意识的行为就无法得到评价，甚至在失败时还会受到指责。一旦身处这种环境，这个人就会完全失去动机。

缺乏社会性的人

有的人非常努力却依然得不到认可,有时候原因也在于他本人。

例如,不久之前我的门诊来了这样一位患者:她是一位30岁的女性,毕业于名牌大学的研究生院,在一家非常有名的大企业工作,精通英语。想必从入职开始,她便是受人瞩目的存在。

但是,听她讲话后,我马上就察觉到了问题。

她有些过于追求完美,而且言语之中多有抱怨。

例如,当我问起工作上的事情时,她一直在说自己如何有上进心,如何完成了其他同事完成不了的工作,但公司却没有认可她,又说领导的英语不行……脑功能检查结果显示,她用母语进行思考的能力似乎出了问题,所以我想让她抄写专栏文章来进行脑训练。

结果,她是这么回答的:"这样做也没什么用,不如我把文章翻译成英语?"

她的这种态度,很难被认为是"很有上进心,真不错"。说得严厉一点,她给我的第一印象是"缺乏社会性"。事实上,在大多数情况下,她都会无视我的提问,只说自己想说的事情。

对于这种类型的人,周围的人恐怕很难进行评价。在她眼中,完成普通的工作是寻常之事,而自己如果无法取得高于众人的成果,则无法自我认同。这是精英容易陷入的一种境地,这种环境会对大脑产生非常大的压力。

尽管如此,只要他们能持续获得成功,认可也会随之而来。但是,没有人能一直成功。特别是那些过于努力的人,要么在不经意间让大脑功能产生了衰退,要么用脑方式出现了偏差,导致经常出现重大失误。

这位患者来医院的契机,就是她在工作上出现了失误。在负责安排某次演讲活动时,她向参加者传达了错误的日期,而且一直到邻近演讲之日,她都没有发现这件事,最后导致了非常严重的后果。通过交流我发现,在发生这次重大失误之前,她的工作和生活中已经多次出现过类似的小失误。例如,"被人指出忘记重要的事情""出门时忘记带应该带的东西",等等。

经常抱怨的人容易陷入的恶性循环

这位患者在大脑上的问题之一,是在行动之前不会去仔细确认情况。也就说是,她的注意力过于集中在计划的制定和实施上,所以没有多余的脑力去关注事情的脉络和周围的信息。这样的人并不少见。

但是,这种情况本身并不是什么大问题,因为这不是大脑功能低下的问题,而只是用脑方式上的问题。如果她能在推进计划实施的同时养成确认各种信息的习惯,就不会再发生同样的失误。她的这些失误,其实并没有对谁造成致命危害。

不过,因为这些失误的影响,她在各方面的动机都越越来越弱了。

经常抱怨的人在自己失误的时候,很容易把抱怨的矛头指向自己。即使周围的人只是觉得"她也是人,自然也会失误",这类人也会认定别人是在说自己不好。他们不是以看得见的人为对手,而是以"如果是我的话,我会这样想"为标准来思考事情。而且,这种标准非常严格,很容易让人陷入低沉的情绪。如此一来,他们会更加容易忽略周围的情况与信息,从而导致进一步的失误。

在这种情况下,虽然他们仍然有能力做好很多事情,但是因为内心的目标过高,所以那些可以轻易完成的目标基本都被忽略,周围的人也不会提醒他们。这样一来,这类人的动机就会逐渐减弱,大脑的相关活动也逐渐停滞。这位患者正是陷入了这种恶性循环(如果她的这种情况进一步恶化,通常就需要精神科医生、心理理疗师与我这边联合治疗了)。这会对她的一生都产生不良影响,所以她的问题要比用脑方式有问题更严重。

善于赞扬的人拥有较强的观察力

在介绍我是如何解决这位患者的问题之前,我想先说一下本章想要提出的用脑习惯。

那就是"善意评价他人,勇于展示不完美的自己"。

当然,所谓善意评价他人,并非虚情假意地去恭维,而是发现并认可对方行动成果中好的那一面。要想这样去评价他人,首先就必须仔细观察与分析那个人,而且还要更加细致地观察与分析周围的环境。从这个意义上来说,这种评价方法对大脑是一种非常好的刺激,可以有效改善大脑功能。

另外,养成这个习惯还能获得一些意外收获。那就是可以让自己更容易得到他人的评价。

善意评价会传递

为了得到他人的评价，自己就必须先给他人评价。

举个例子，如果评价别人"你今天的PPT演讲真是清晰易懂"，那么对方可能也会说"谢谢，你今天的策划方案写得也很全面，非常厉害"……如此一来，良好的人际关系便形成了。"善意评价"就像一个球，只有把球投给对方，才能开始这场传球游戏，善意评价才有机会从对方那边传回自己这边。

但是，难以被他人评价的人，往往不会将这个球主动传给他人，即便他人主动向自己投来"善意评价"之球，他们也不会将其投回给对方。慢慢地，也就没有人再向他们投球了。养成善意评价他人的习惯，便是要主动投出"善意评价"之球。

与此同时，积极地善意评价他人，还可以在理想与现实之间提供"他人的看法"这一观点，因此会让自我评价变得易于实现。这样一来，动机的提升也变得更加轻松，最终便形成了一个良性循环。

"勇于展示不完美"与行动动机

在本章所提倡的用脑习惯中，"勇于展示不完美的自己"也能有效提升动机。如果在平时就把不完美的自己展示出来，那么即便只取得了微小的成果，我们也能更容易发觉这是自己努力后的成果，周围的人也会更容易认可自己的努力。

反之，如果总是以完美的一面示人，那么在取得微小的成果时，便很难得到周围人的评价。而且自己一旦失败，还会成为大家关注的焦点。也就说是，"勇于展示不完美的自己"实际上就是主动给自己打造一个易于提升动机的环境。

话虽如此，让一个之前一直在展示完美的人，突然去展示不完美,并去求助、请教他人,确实很难做到。

在此,我推荐一种方法,那就是去参加自己肯定会成为班上最差的学生的兴趣班。如果能在生活中的某个角落打造出易于提升动机的环境,那么工作、学习等其他活动也会受到积极的刺激,从而易于形成提升动机的良性循环。兴趣班的具体领域没有限制,哪方面的都可以,能够学到有益的知识和技术最好,不过即使学不会也没什么损失。

参加摄影兴趣班的效果

说回前文提到的那位精英患者,我最后推荐她参加的是某胶卷制造商开设的免费摄影兴趣班。之所以推荐摄影兴趣班,是因为摄影技能在她的工作中可能会有用,这样比较容易说服她。另外,让她参加摄影兴趣班,还可能获得以下效果。

- 参加户外摄影活动，可以充分活动身体。
- 可以经常使用眼睛的聚焦功能。
- 可以以照片为契机，对于自己不熟悉的话题进行较长的语言表达。
- 容易和不同年龄层、不同职业的人聚集在一起。

当然，最重要的原因是，对于出身名牌大学、就职于知名大企业的她来说，摄影是她完全不懂的领域，她在摄影班里是彻头彻尾的初学者，周围都是比她更了解摄影的人。置身于这种环境，会更容易展示不完美的自己。她的一些微小的进步，也更容易得到周围人的评价和认可。我希望她能在这个环境中领会何为良好的人际关系，获得更多被他人赞扬的机会。

这位患者的大脑问题，并不仅仅局限在动机上。因此，在她来复诊时，我会要求她给我看她拍摄的照片。通过这些照片，我可以了解她的关注点，也能以照片为契机展开较长时间的交流。

在看了几次她的摄影作品后，我就开始放心了，因为我注意到了她成长过程中的变化——拍摄人像的照片在增多。在一张张静物和风景照片中，开始出现她为班上的老师以及一起上课的老年夫妇拍摄的照片。这些照片一眼看上去就能感受到一种愉快的氛围。

"照片真不错，你在班上和很多人说过话吗？"

"是的，多亏了您的建议，我们还一起出去聚餐了呢。"

从那之后，她每次来复诊时都有不同的变化。仅仅从面容上，就能感受到她全身充满了活力和干劲。当我再次问起工作上的事情时，她也没有像之前那样满是抱怨，而是出现了夸赞他人、感谢他人的话语。这些都是社会性得到提高的体现。

距她第一次来就诊的 3 个月后，我为她进行了脑功能检查。结果显示已经没有什么问题，因此她也不用再来复诊了。在她的治疗过程中，虽然也有做一些其他的脑功能训练，但是最有效果的还是参加摄影兴趣班这件事。

关于本章介绍的用脑习惯，要点整理如下。

- 提升动机，让他人评价自己的行动与成果非常重要。
- 善意评价他人，利于创造出自己被善意评价的环境。
- 有时在生活中以自己不完美的一面示人，有助于提升动机。

相遇会激活大脑

这位女士戏剧化的好转，其实还有一个在我意料之外的原因，那就是她与兴趣班上的一位男性谈恋爱了。我是在她结束治疗1年后的某一天才知道这件事的，当时她突然来拜访我，告诉我她要结婚了。

当然，我并不是为了让她谈恋爱才建议她去摄影兴趣班的。不过，在人试图改变环境、找回社会性的过程中，确实可能会产生相恋的情况。人与人的相遇，会让停滞的大脑再次活跃起来。本章所提倡的用脑习惯，或许也能成为让人相遇的契机吧。

其实我在本书中一直想要强调的是，要想维持和提升大脑功能，仅靠自己的力量是无法实现的。能让自己行动起来的人、自己在意的人、自己的竞争对手、指出自己问题的人、赞扬自己的人……当身边有这些人时，我们的大脑才能均衡地成长。

毫无疑问，人是需要社会性的。在自己身边需要有刚刚所说的这些人的同时，我们也必须成为站在他人身边的这些人。如果总是把自己视为主角、视为别人的老师，那么即使自己的大脑出了问题，我们也很难注意到，从而无法保持动机。因此，偶尔让自己站在配角或学生的位置也是很重要的。

为此，首先请珍惜人与人的相遇，其次请不要轻易破坏已经建立起来的人际关系。在我们努力这样做的过程中，大脑自然会得到锻炼。

在这个汇集了众多演员的世界大舞台上，请大家尽情地扮演各种角色、尝试多种活动、让自己的人生丰富多彩吧！这对于大脑来说是最重要的事情了。

第 16 章

特别篇：
脑功能障碍的精密检查

确认自己的基础大脑功能是否有衰退

隐藏在正常行为之下的脑功能障碍

到目前为止，本书所介绍的问题，基本上还达不到能被称为脑功能障碍的级别。这些问题大多是由不良生活习惯的积累所引发的大脑功能偏差，或者是用脑方式不当导致的结果。它们只是处于初级阶段的大脑功能问题，刚开始能影响到人的工作和生活。

虽说是初级阶段，但患者也会感到困扰，如果放任不管，这些问题很可能会发展成更严重的认知功能障碍，所以我们也不能轻视它们。但是，我个人并不推荐初级阶段的患者马上就入院治疗或者定期来医院就诊。

如本书"习惯11"和"习惯12"两章所述，如果患者通过影像学检查和一些专业的脑功能检查确认了大脑的硬件功能和软件功能都没有问题，那么我们只要给予其改善生活状态的指导，并嘱托他们如果症状没有好转再来就诊即可。其实，像这样处于初级阶段的患者要占绝大多数（不过，即使是症状相对轻微的患者，也有出于强制改正不良习惯的目的让其住院，或因周边环境不利于大脑功能的恢复而建议其定期来医院就诊的情况）。

但与此同时，也有一些人看起来没有什么问题，实际上却已经患有真正意义上的脑功能障碍，急需治疗。这类人到底是哪些能力出现了问题呢？本章的目的就是解答这一问题。为此，我会介绍一些我在门诊所使用的脑功能检查方法。

因为与"习惯"无关，所以本章只是作为"特别篇"出现在这本书里的。不过，大家读完本章内容，应该能明白所谓的人类高级智能活动，是以哪些能力为基础的。

一起来尝试脑功能检查吧

脑功能检查的第一个项目，是检查"大脑用母语识别、记忆和思考所必需的能力"。下面，我会列出具体的问题。

请各位读者想象自己正与我面对面地坐着,并尽可能地马上回答这些问题。

"以下的两个词有什么共同点?"

1. 苹果、橘子

冷不丁被问到这样的问题,就算是大脑没有任何问题的人也会感到不知所措,所以无法立刻回答也没有关系。现在,请继续看后面的问题。

2. 桌子、椅子

在这个阶段,大多数人会反应过来:"啊,原来是要问这种事情。"然后回答道:"苹果、橘子是水果,桌子、椅子是家具。"能马上这样回答的人,基本上是没问题的,应该也能立刻回答出接下来的问题。

3. 汽车、电车、飞机

他们会马上回答:"汽车、电车、飞机都是交通工具,或者说移动方式。"

在这个检查项目上存在问题的人,无论列出多少个类似的问题,他们都很难发现这些问题究竟是要问什么,或者说他们无法从具体的事物中抽象出共同的概念。如果一个人花费很长时间也无法明白这些问题的目的，那么他的脑功能障碍就已经是非常严重的程度了。另外，虽然能搞明白这些问题的目的，但同时也花费了较多时间的人，患上脑功能障碍的风险也比较高。

这个项目所检查的脑功能简单来说就是"概念化"的能力。人类拥有看到事物时将其概念化和语言化的能力，同时也拥有与之相反的能力，即在看到或听到一个单词时，能瞬间理解它所代表的概念，也能想象或描述出该具体事物。在语言体系中，桌子和椅子虽然是不同的东西，但是它们都属于"家具"这个概念，如果能顺利地想到这一点，那么概念化的能力便处于正常状态。

概念化能力出现严重障碍的人，在看到具体的事物，比如一只猫时，是无法将它与语言中的"猫"这个词相连接的。他们大多会沉默一段时间，然后说出"那里的东西，很可爱"等更为原始的判断性语言，或者心里想的是"猫"这个词，实际却说出了"桌子"等自己习惯说的但与所见之物毫无关系的词。这类脑功能障碍的患者，已经变得无法自然地用母语的语言体系来识别、记忆和思考了。

如果真的出现了如此严重的症状，其实不用检查也能知道。但是，有时候也存在平时看起来没有问题，实际上却患有严重脑功能障碍的情况。而且现实中，后者的案例更为常见。

例如，一个在汽车制造公司工作多年的人，在谈到汽车或与他工作相关的事情时，可以顺畅地通过概念化把事物和词语联系起来，但是除此之外的语境他就做不到了。这类人在和别人闲聊时，常常因为无法理解对方在说什么而茫然不知所措，或者无法立刻将自己的所见、所想转化为概念和语言传达给别人。

当对话变得不顺畅时，虽然也可能是听觉系统或组织语言的能力有问题，但如果在这些问题之前，大脑概念化的能力已经出现问题的话，那么情况会更严重。这种情况需要接受专业的治疗和训练。本节所介绍的检查方法，在判断这种程度的脑功能问题时是有效的。

可以使用的词汇有多少

下一项检查，简单来说是检查大脑的词汇能力。

请尽可能多地说出以"あ"开头的词。

这项检查的时间限制为1分钟。如果对方超过5秒还没有说出任何词，我会做出提示："比如'红色（あか）'。"但是，像"浅野先生（あさのさん）"这种专有名词以及"红蜻蜓（あかとんぼ）"这种包含已经出现过的词的复合词都是不行的。即便如此，以"あ"开头的词也有无数个，例如"牵牛花（あさがお）""和蔼（あいきょう）""应和（あいづち）""秋天（あき）""油画（あぶらえ）""雨（あめ）"，等等。

如果超过了10秒，对方还是回答不出的话，我会提醒说："只要是以'あ'开头的词，什么都可以。"这是因为有的人会在这方面过于深思熟虑，从而导致迟迟不语。这样一来，大脑功能没有问题的人，即使说的单词有所重复,或者与上述指示相反,也会在1分钟内不断说出单词。也许有不少人会自己限定选项,比如只说"能从夏天联想到的词语",然后说出"绣球花(あじさい)""雨云(あまぐも)""热(あつい)"等词。如果能在1分钟内能说出10个以上以"あ"开头的单词,那么这个人的词汇能力很强。相反,词汇能力低的人,在1分钟内会难以说出什么词,或者说出的都是包含"红色"这个提示词的复合词(这类词是无效的)。如果在1分钟内说出的词在5个以下,那么就存在一些问题。

在这项检查中说不出多少单词的人,其实在听其他人说话时,往往也会有很多词听不懂。回想一下学习英语时的情况,大家应该就很容易懂了:自己经常写或说的单词,应该也很容易听辨出来。这是因为,在大脑的语言中枢中,负责听的部位和负责说的部位并不是区分开的,而且它们都与负责解读的部位相连,形成了一个信息处理的整体。因此,如果一个人无法熟练地说出某个单词,那么他在听觉中也很难听辨出这个词。

也就是说，无法流畅对话的症状，其根源在于大脑的概念化能力或词汇能力出现了问题。关于大脑的词汇能力，可以通过本书"习惯8"介绍的抄写报纸专栏的方法来提高。但是，如果是非常严重的情况，还是要去接受专门的治疗和训练。

说到这里，我想稍微谈谈一个与语言能力相关的社会问题。

最近，日本的小学教育中减少了语文课时、增加了英语课时。人们纷纷讨论起这一变化的利弊，因为在小学教育，特别是在针对低幼儿童的教育中，培育用母语思考的基础能力非常重要。因此，这一变化可能会导致出现问题。在我接诊的患者中，也有一些长期在国外留学的人。他们在母语体系下的概念化能力和词汇能力都大幅下降，无法顺利地用母语进行识别、记忆和思考。如果在小学阶段就减少语文课时，恐怕普通的儿童也会出现这类问题。尽管人一旦掌握了知识和技能，即便后来生疏了，恢复起来也是很容易的，但是如果在低幼教育阶段没有打好基础，无法好好掌握语言能力，那么将来恐怕会引发更大的问题。

　　当然，趁着孩子年龄小，让他们学习英语本身是没什么问题的。我个人甚至主张孩子应该在更小的时候就开始学习英语。但是，从大脑的机制考虑，让孩子扎实地掌握母语，锻炼其母语体系下的概念化能力，提升其母语词汇能力，是比学习外语更重要的事情（实际上，这种能力对于学外语也会有帮助）。因此，对于减少语文课时一事，我认为应该充分调研后再下结论。

检查大脑对行为的抑制力

　　我们再来进行下一个检查项目。接下来的两项检查，想要确认的都是大脑对行为的抑制能力。

　　大脑抑制能力的第一项检查，描述起来可能有点复杂，大家可以仔细读一读我提出的问题。

　　"如果我拍一下手，那么请你也拍一下手。"

提出这样的要求后，我会请对方实际地试一下。当我"啪"地拍了一下手时，对方也"啪"地拍了一下手……如此重复几次当作练习。

等我确认对方已经掌握这一规则后，会对他说：

"如果我拍了两下手，那么请你不要拍手。"

也就是说，当我"啪啪"地拍了两下手时，对方不拍手……同样，我也会和他练习一下这一规则。

接下来，就是正式的检查了。

"下面，我可能会拍一下，也可能会拍两下，请你按照我们之前的规则来行动。"

也就是说，如果我拍手的情况是"啪""啪""啪啪""啪啪""啪""啪啪"，那么对方的行动应该是"拍手""拍手""不拍手""不拍手""拍手""不拍手"。对方若能在这项检查中保持长时间不出错，那么就没什么问题。即便偶尔因为我刻意地快速切换规则而在不该拍手的时候拍了手，也没什么问题。但是，如果总是在不该拍手的时候拍了手，或者在中途突然就搞不清楚拍手的规则，那么这个人可能就存在脑功能障碍了。

人脑中存在"GO/NO GO 中枢"。顾名思义,该功能区的作用是判断是否要采取行动,以及控制行动。这部分脑功能显著低下的人,会无法抑制自己的行为。例如,当他们参加考试时,尽管已被告知响铃之前不允许拿笔和翻看试卷,但他们会控制不住自己,总要去拿笔或翻看试卷。

平时总被别人说不冷静的人,其实问题也多在于大脑对行为的抑制能力不足。特别是疲劳的时候,他们往往会不自觉地去做一些被明确告知不应该做的事情,工作上也会失误连连。这类人不要以为这种情况能够自行好转,最好还是去接受专业医生的治疗和训练。

检查大脑在社会性行为上的控制力

下一个项目,是检查大脑在社会性行为上的抑制能力。首先,我会向对方提出这样的要求。

"请将双手放到桌子上,手掌朝上。"

之后,我就不会再提出任何要求了,只是将手放到对方的手掌上方,并且慢慢靠近他的手掌。当然,考虑到我的身份对受测者心理的影响,让护士来做这个检查更合适。当我的手或者护士的手慢慢靠近对方的手掌时,如果他的大脑在抑制社会性行为的能力上有问题,那么他会不由自主地握住别人逐渐靠近的手,就像婴儿那样。

在我没有给出任何提示的情况下,如果对方自己判断"不应该去握别人的手",然后保持自己的手不动,那么他在这方面的脑功能就是正常的。当然,也有受测者觉得我或者护士的行为很奇怪,会主动询问"我应该怎么办?"这当然也可以看作大脑对行为的抑制能力。对于直接握住别人的手的受测者,以及尽管在握了一次后被明确告知"不要握住别人的手",但仍然不由自主地去握的受测者,可以认为他们的大脑在抑制社会性行为上的能力出现了问题。

即便没有任何提示,仅靠自己的常识做出判断,并抑制自己的行为，任何人似乎都能做得到。但是，现实中有人却做不到这一点。例如，我的患者中有一位年轻人，他在辞职后的 1 年里，断绝了自己与社会的联系。某天，他去便利店时，居然非常自然地直接把货架上的商品拿下来吃掉了。人如果一直过着没有社会性的生活，大脑就很容易出现一些认知功能上的问题。

本章介绍了脑功能检查的一些方法，并说明了保持人类高级智能活动所必需的大脑基础能力是什么。相信很多读者已经注意到，大脑的这些基础能力，都是我们在幼年时期，在家庭与学校的教育中通过游戏、训练和学习所培养出来的能力。我们在懂事以前就接受这些能力的训练，然后才能参与到社会活动中。然而，长大成人后的我们，如果一直过着缺乏社会性或者用脑方式有问题的生活，那么大脑的这些能力就会在不知不觉中下降（或许还会出现本书"习惯11"和"习惯12"中介绍的器质性问题）。为了确认大脑的情况，定期检查大脑是个不错的选择。

后记

停滞的大脑、行动的大脑

人生并非总是顺风顺水,谁都有逆风之时,以及遇到巨大困难无法前进的时期。另外,也有因退休或裁员等情况,所以生活脱离既定轨道,让自己失去目标,对该往哪个方向走下去而感到迷茫的时期。

我在之前的书中写道,为了避免大脑出现认知功能障碍,我们要带着目标去生活,并充分使用自己的大脑去逐一解决生活中出现的问题。但是在现实中,除了逃避以外别无选择的情况也必然是存在的。有些时候,他人眼中的寻常之事,对自己而言却是痛苦的深渊。当我们碰壁时,不妨先停下脚步歇一歇,等待心灵创伤的愈合。人并非要一直前行，逃避、停下来、向着目标再次出发，这才是普通人的生活常态。

不过，当我们停下来的时候，不应该成为一个无所事事的人。因为这会降低大脑功能，让人难以获得再次行动起来的动机。

在停下来的时期，最重要的事情就是养成良好的用脑习惯。即使是在动机低下的时候，如果有已经成为习惯的行为，那么也可以顺理成章地做到。就像运动员即使离开了正式比赛，只要保持基础训练就能重新回到赛场一样，人在停下来的时期，只要依靠日常习惯在一定程度上维持大脑功能，即使不进行高强度的训练，找到下一个目标时也能再次顺利地开始行动。在当今这种剧烈变化的时代，这种能维持大脑功能稳定的生活习惯，就变得更加重要了。

当前处于"停滞期"的人，在寻找之后的目标的同时，也要注意不要让生活的节奏崩塌。早上按时起床，做一些大脑的热身活动，并过有时间限制的生活。在此基础上，即便是家务、琐事以及简单的工作,也要积极地投入,这样才可以锻炼大脑的额叶,防止大脑功能降低。

因退休等原因脱离工作岗位的人,请注意不要失去语言和社交性。不少在职时的精英,在退休以后不知不觉间语言表达能力就发生了严重退化。因此,即使说话的对象是身边的亲近之人,也请使用清晰、有条理的语言去表达和沟通。在此基础上,若能积极地参与到社会活动中,构建新的人际关系,那么就能更好地维护大脑功能。

明明处于职业的黄金年龄,却总觉得自己已经丧失了工作能力和创造力的人,请先回顾一下,自己当前的生活与工作之前的生活相比,有什么变化呢?以前理所当然要做的琐事已经完全不做了吗?生活也因为过于专注工作而变得过分单调了吗?也许是时候好好地思考一下这些问题了。

我在之前的作品《冻结的大脑》中写道,在满是各种方便工具的现代社会中,越来越多的年轻人在不知不觉间让自己的大脑功能产生了衰退,或者在大脑的使用上不得其法。在那本书中，我主要探究了这些问题的原因。相比之下，本书则是针对这些问题，提出了更为具体的改善方法。如果两本书都读一读，那么就能更全面、更深入地了解在当前社会中，我们的大脑所面临的各种问题与解决方法。

最后，我想向读完本书的每一位读者致谢。如果本书能对各位读者有些许帮助，我将深感欣喜。如果有看不懂的地方，可以随时来第三北品川医院找我交流。

衷心希望各位的大脑能一直保持健康。

筑山节